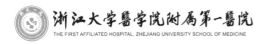

浙江大学医学院附属第一医院
THE FIRST AFFILIATED HOSPITAL, ZHEJIANG UNIVERSITY SCHOOL OF MEDICINE

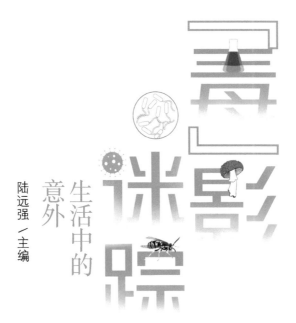

毒迹谜踪

生活中的意外

陆远强 / 主编

ZHEJIANG UNIVERSITY PRESS
浙江大学出版社

图书在版编目（CIP）数据

"毒"影迷踪：生活中的意外 / 陆远强主编. ——
杭州：浙江大学出版社，2023.12（2024.9重印）
ISBN 978-7-308-24442-8

Ⅰ. ①毒… Ⅱ. ①陆… Ⅲ. ①中毒－基本知识 Ⅳ.
①R595

中国国家版本馆CIP数据核字(2023)第224180号

"毒"影迷踪：生活中的意外

陆远强　主编

责任编辑	金　蕾
责任校对	张凌静
封面设计	闰江文化
出版发行	浙江大学出版社
	（杭州市天目山路148号　　邮政编码　310007）
	（网址：http://www.zjupress.com）
排　　版	杭州林智广告有限公司
印　　刷	广东虎彩云印刷有限公司绍兴分公司
开　　本	880mm×1230mm　1/32
印　　张	7.875
字　　数	171千
版 印 次	2023年12月第1版　2024年9月第2次印刷
书　　号	ISBN 978-7-308-24442-8
定　　价	55.00元

前　言

　　日常生活中的毒物无处不在，平常的食物都有可能存在潜在的毒素，从而对人体造成伤害，给人们造成很大的健康威胁。对于该类生活中潜在的危险，需要时刻保持警惕。因此，加强中毒相关的知识科普很重要。

　　随着生活水平的提高，民众的健康意识明显增强，对社会保健、家庭保健、自我保健的需求不断增强，而民众的医学基础知识普遍薄弱，较为缺乏疾病的自我预防能力；另外，医学科普供给不足，科普水平不高，科普形式不够深入人心，供需不平衡的矛盾日渐凸显。近年来，随着国家对科普工作重视程度的提升、投入力度的加大，科普事业蓬勃发展，公民科学素养得到快速提高，但民众对科普工作的重要性认识不到位、高质量的科普产品和服务供给不足、网络伪科普流传等问题同样存在。

　　基于此，《"毒"影迷踪：生活中的意外》这本书做了很好的尝试。该书的内容来自浙江大学医学院附属第一医院实际接触到的中毒病例。浙江大学医学院附属第一医院是浙江省中毒急救与防治中心及浙江省危化中毒救治基地，拥有浙江省唯一的院内二级洗消中心，对各类中毒救治有多年的专业经验。浙江大学医学院附属第一医院牵头成立了"浙江大学医学院附属第一医院中毒急救专科联盟"，还牵头成立了"浙江省医学会中毒学分会"，2019年顺利承办了"浙江省医学会中毒学学术大会"，其救治中毒病例的成功率全省领先。

　　这本书用生动形象的文字，用讲故事的形式，展示了一个个鲜

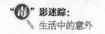
活的病例，通过病例展开论述，阐明整个中毒过程的发展及救治过程，是本书的一大亮点。从患者的视角，展现了中毒发生及发展的全貌；从医生的视角，揭示了中毒发病的机理及防治方法。本书对于每项复杂的医学专业理论和技术，都运用一种很形象的思维模式来进行分析，透彻，易懂。从现象到本质，从科普到认知，读者不仅可以认识到生活中存在的中毒风险，同时还能对中毒的基本知识加以理解，拓宽自身的知识面。医学科普的作用还在于通过传播科学的医学知识，去伪存真，澄清谬误。随着传播格局的变化，参与医学知识传播的门槛大大降低，各类网络平台上"科普知识"呈爆炸式增长的态势，但内容质量却良莠不齐，专业性、真实性、科学性存疑，不仅增加了公众的辨识难度，还可能产生科普的反效果，误导公众的医疗选择，为虚假机构的"行医"和假冒"药品"的泛滥提供了滋生的土壤。医疗是具有专业性的，患者对疾病的不了解、对治疗行为的误解、对治疗效果不切实际的期待等都是产生医患矛盾的重要原因。正确的科普有助于提升民众的医学素养，做到科学就医，进一步拉近医疗工作者和人民群众之间的距离，构建和谐的医患关系。

党的二十大报告提出了"把以治病为中心转变为以人民健康为中心"的重要指示，这是卫生健康事业发展的新任务，是卫生健康事业发展机制的重大转变。卫生健康系统需要将维护和促进人民健康作为事业发展的根本目标与首要任务，要更好地体现预防为主的工作方针，逐步提高健康教育、健康促进、重大疾病早期防控等公共卫生服务的普及率，为人民群众提供全方位、全周期的健康服务。宣传科普疾病的预防知识，提升自我健康的管理意识，提高健康素养，引导民众树立"每个人是自己健康的第一责任人"的理念，对于建设健康中国、实现人民群众对美好生活的向往具有重要而独特的作用。

编者
2023 年 9 月

CONTENTS

目　录

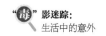

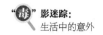

第7章 其 他

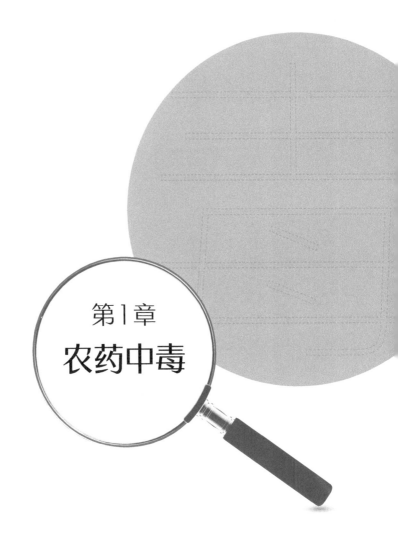

第1章
农药中毒

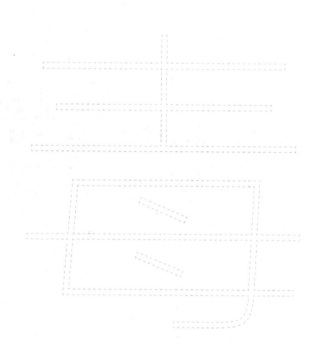

01 年关难过！1个月8例农药中毒！解毒专家："给我个机会劝一劝！"

　　又一年过去了，我们不知是否该怀念它？因为种种原因，一些人，理性而又克制；一些人，疲惫却勇敢。不过，总还是有个别人承受不了生活的重压，走上了极端之路。接近年关，浙江大学医学院附属第一医院（以下简称"浙大一院"）庆春院区急诊科在1个月内接诊了8例自杀患者：巨额欠债、升学压力、情感受挫、孤苦无依、精神抑郁……

　　这些痛苦的情感将他们推向了死亡的深渊。然而，我们必须明确，这是极其错误的选择！从业20余年，为不计其数"中毒"患者解毒的浙大一院急诊科主任陆远强主任医师说过，生命丰盛而有趣，年关难过，其实是要过心中那道"坎"。人生有无限的可能，只要活着，就是希望。

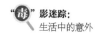
欠下 30 万网贷的她，喝下小半瓶"敌草快"

"一入网贷深似海，从此明白生死之间，还有另一种活法叫生不如死！"这是在浙大一院的一幕。年仅 29 岁的小薇躺在病床上虚弱地嘟囔，她已经服用了 50mL 农药"敌草快"近 6 个小时。经过急诊科团队的紧急救治，她侥幸保住了一条命。当时，小薇抽搐、昏迷、少尿，全身无力，不断流着哈喇子，外套都被浸湿了。

剧毒农药刺激了和腐蚀了她的消化道，导致她在中毒初期有喉咙肿痛，不断呕吐咖啡色液体。随着病情的迅速恶化，她还出现了严重的脑水肿和肾损伤。医护团队迅速采取了血液灌流来清除其血液中的农药，同时纠正了肾衰竭，抑制了胃肠黏膜的损伤，并进行了营养支持等治疗……经过 10 余天的生死边缘的挣扎，小薇最终保住了性命。

陆远强主任在查房时多次安慰她："人服用了这么大剂量的农药，本来是很难被救活的。小姑娘，你可能不是唯一感觉生活很辛苦，甚至活不下去的人，但还有许多人都经历过艰难，却至今依然坚强地活着。人有选择生死的权利，但以后你肯定会无比感激当下选择活下去的自己。"陆远强主任的劝慰和她 6 岁儿子在视频电话中的一声"妈妈"，似乎又唤回了小薇重生的信念。

陪床的小薇的母亲介绍说，他们一家人都是温州人，小薇是家中独生女，在宁波的一家外贸公司上班。她面容姣好，身材窈窕，一点也看不出是一位 6 岁男孩的母亲。两年前，小薇和其丈夫因感情不和而离婚，孩子由前夫抚养。恢复了自由身的她非大牌化妆品不用，不是高档餐厅不吃，每天背着价值不菲的包包，穿着高档时装出入公司，花钱大手大脚，没钱的时候就借网贷进行各种消费。

渐渐地，她购买的奢侈品越来越多，网络小额贷款的分期平台也越来越多。每月工资只有4000元的小薇，每月却要还上万元的网贷。她也想过赚钱的办法，做过微商、搞过保险，这些方法让她亏得更多……小薇母亲细问之后才知道，人前风光无限的小薇，已经欠了累计超过30万元的贷款。信用卡、白条、花呗加起来10万元的额度早就被用光了，还向十几家借贷平台借了近25万元的贷款。

年关将至，每天被催债电话"狂轰滥炸"，小薇拿不出钱，也借不到钱，最后选择走上了绝路。喝下农药后，本想一死了之的她实在承受不了剧毒的折磨，打电话向家人求助，最后由家人将她从宁波送往杭州进行抢救。

1个月8例："误服"农药的最大的70岁，最小的15岁

2021年12月，仅在浙大一院庆春院区急诊科，接收的农药中毒患者就有8例。他们"误服"的原因各种各样，包括考试失利、邻里矛盾、婆媳失和、情感背叛、精神抑郁，并由此引发出"生而为人"的无意义。

2021年12月28日，15岁的可爱女孩妞妞因喝"敌草快"被送来抢救。妞妞这年上初二，平时的学习成绩中上，因为考试不太理想被老师严肃批评后，用可乐混合着2mL"敌草快"喝了下去。见效果不明显，7个小时后，她再次喝下10mL"敌

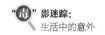
草快"。等到家人发现她中毒并将她紧急送医时，已经距妞妞第一次口服农药 16 个小时了。

与小薇不同的是，妞妞无法清楚地说明喝了哪种农药，农药的瓶子也早早被扔掉。专家经过一系列的血尿鉴定，才最终明确了毒物的来源。因为错过了送医抢救的窗口期，妞妞出现了严重的肾损伤，经过 10 余天的脱毒抢救，花季少女才得以幸免于难。

"生命可贵，有些事情一时冲动就没有后悔药吃了。"陆远强主任介绍，浙大一院接诊的中毒农药中，常见的有百草枯、敌草快、草铵膦、草甘膦、乙草胺等。其中，百草枯和敌草快的毒性最高，无论是百草枯还是敌草快，均无特效的解毒药。

最让急诊科专家痛心的是，在某大型购物网站上搜索"敌草快"，跳出来的全是不同品牌的此类农药。几十块钱就能轻松购买到这些农药，其销量还挺高的，产品详情里也都没有任何让人注意误服的警示。还有一些不法商贩为了降低成本、提高毒效，私自把国家明令禁止的百草枯混入敌草快中进行售卖。这样的包装和内容里外不一的农药也害惨了很多一时冲动的人。这让专家需要花费更多的时间去明确农药的成分，采用不同的方式进行解毒，给抢救带来了极大的困难。

医生强调，农药对人体的危害作用是极大的，一旦误服或通过皮肤、呼吸道等进入体内，一定要及时就医！**当冒出"不想活了"的念头时，请积极求助。**

小 知 识

敌草快（diquat，DQ）是一种非选择性速效灭生性除草剂，化学名为 1，1'－亚乙基－2，2'－联吡啶，一般以二溴盐形式存在。我国目前市售的多为 20%（质量／体积）溶液。纯品的敌草快为无嗅黄色结晶，商品通常为深绿色或红棕色。

敌草快可通过人体的消化道、呼吸道、眼或皮肤黏膜途径被吸收，肌肉注射、皮下注射、阴道接触等途径染毒亦有报道。敌草快经消化道的吸收率小于 10%，经呼吸道和皮肤的吸收率更低，吸收的敌草快可快速分布至全身。敌草快在人体内相对稳定，仅少部分在肝脏通过细胞色素 P450 酶将吡啶环氧化成毒性较低的单吡啶酮和双吡啶酮衍生物进行代谢。有研究发现，肠道菌群可以加速敌草快代谢，主要的代谢物单吡啶酮的毒性明显低于敌草快阳离子。

对于敌草快中毒，目前尚无特效的解毒剂。鉴于敌草快中毒患者的预后同中毒剂量存在明显的相关性，尽早采取措施清除毒物、加快已吸收毒物的排泄是治疗急性敌草快中毒的基础。

日常生活中，对于未用完的敌草快溶液，要及时回收并加强保管，避免儿童、幼儿等高危人群接触和误服。加强培训，使基层医务人员熟悉急性敌草快中毒的早期诊治。

02 夫妻离奇中毒，差点命丧黄泉！一切竟跟家里500棵果树有关？

　　浙江大学医学院附属第一医院急诊科无疑是与死神进行拉锯战的先头部队。这里，每天会有形形色色的患者，难免就有个别"谜一样"的患者，甚至让医生联想到"悬疑片"。来自金华市东阳市某村的一对加起来137岁的老夫妻，半年时间内反复进出医院。71岁的老先生全身上下长满水疱，出现皮肤大面积剥脱，最后一查竟是中毒了！

医生化身福尔摩斯，揪出致病"元凶"

　　"谁能想到，我当了一辈子的农民，还会因为农药中毒住院！"在浙大一院急诊科观察室病房里，71岁的王伯躺在病床上流泪。他既害怕又后悔，不知道自己是在干农活时还是在日常生活中出了岔子，导致身体的皮肤烂了，还险些和老伴生离死别。

老夫妻离奇中毒，经抢救成功脱险

这对老夫妻被紧急送至浙大一院急诊科。王伯（71岁）和王婶（66岁）已经发生腹痛一整天，夫妻俩浑身大汗，频繁发生恶心呕吐。特别是王伯，他的症状更为严重，双眼看不清东西，神志模糊，在前胸、后背和手臂上还出现了一些大水疱。急诊科医生对夫妻俩的状况印象深刻，结合头晕、肌肉抽搐、呕吐等临床症状，询问送这对夫妻来的他们的儿子后，判断就是："老夫妻中毒了！"

紧急的血化验证实了医生的判断——王伯的胆碱酯酶不足200U/L，远远低于正常人的5000U/L。"这是有机磷农药中毒的典型表现之一，但我们也不敢完全确定，因为严重的感染也会导致胆碱酯酶降低。"接诊医生向急诊科主任陆远强和副主任丁晨彦汇报后，两位专家高度重视，考虑到王婶的胆碱酯酶同样下降至200U/L以下，建议这两人立即住院治疗，同时将两人的血液样本等标本送往省疾控中心检测，结果证实为有机磷农药中毒。

陆远强主任迅速组织对症救治。有机磷毒物进入人体后，会迅速与体内的胆碱酯酶结合，导致验血结果显示胆碱酯酶大量减少；还会生成一种独特物质，打破人体神经系统原有的平衡。中毒轻者会出现胸闷、头晕、乏力等症状，重者则可能出现意识不清、昏迷、肌肉不受控制的抽搐，最严重者会因呼吸衰竭和缺氧而死亡。

有机磷农药中毒诊断的分级见表2.1。

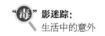

表2.1　有机磷农药中毒诊断的分级

中毒级别	临床表现
轻度中毒	头晕，头痛，恶心，呕吐，出汗，胸闷，视力模糊，无力等。全血胆碱酯酶活力下降到正常值的50%~70%
中度中毒	除上述以外，肌束震颤，瞳孔缩小，轻度呼吸困难，大汗，流涎，腹痛，腹泻，步履蹒跚，神志清楚或模糊，血压可能升高。全血胆碱酯酶活力下降到正常值的30%~50%
重度中毒	除上述以外，神志不清，昏迷，瞳孔针尖大小，肺水肿，全身肌束震颤，大小便失禁，呼吸衰竭。全血胆碱酯酶活力下降到正常值的30%以下

不幸中的万幸，王伯和王婶不算重度中毒，在应用对症药物"解毒"后，夫妻俩的情况很快好转。当天，王婶就脱离了危险。次日，王伯也恢复了神志，脱离了危险。

餐桌？菜地？"毒物"的来源扑朔迷离

有机磷农药是在我国广大农村使用最广泛的、用量最大的、最唾手可得的杀虫剂，主要包括敌敌畏、对硫磷、甲拌磷、内吸磷、乐果、敌百虫、马拉硫磷等（表2.2）。

表2.2　有机磷农药的分类

毒性分类	有机磷农药举例
低毒类	马拉硫磷、辛硫磷等
中毒类	敌敌畏、乐果等
高毒类	氧化乐果、甲基对硫磷、对硫磷（1605）、甲胺磷、内吸磷（1059）等
剧毒类	甲拌磷（3911）

"以往常见的中毒患者以自服或者误服农药多见，但其实因在使用有机磷农药时的安全防护意识差，或者喷洒农药的操作不当，农药很容易通过**呼吸道**、**皮肤**、**消化道**等途径进入人体，从而引起中毒。"陆远强主任说，像王伯这样的病例，近几年在急诊科越来越常见。

对于为何会中毒，王伯和王婶自己也说不清道不明。王伯家约有 500 棵果树。据他回忆，冬季正是防治病虫害的好季节。两个月前，他修剪枯枝、病虫枝等，还把敌百虫和肥料搅拌在一起做底肥，希望来年有个好收成。担心杀虫不彻底，他还给果树喷洒了乐果和啶虫脒等农药，因为"调配"的农药没有用完，便将其喷洒在了自家的丝瓜田和小菜园。"这些天，天气冷，我和老太婆就在自家菜园里摘些菜，煮火锅吃！"王婶则说，王伯两个月前喷洒农药时，手上还有伤口。喷洒农药当天，王伯便出现了恶心呕吐、四肢乏力和大量出汗的情况。当时，王伯的下巴和私密处也长满了疱疹，因为晶莹剔透的水疱一碰就破，老头子苦不堪言。当时，他们在当地医院被确诊为农药中毒，并予以输液（碘解磷定注射液和盐酸戊乙奎醚注射液）才有所好转。

但此后，夫妻俩的"梦魇"就再没中断。无论去不去果园，每隔半个月，王伯就会发病一次，症状和上次喷药过后类似，他俩成了当地医院的常客。王伯说，农村里家家户户都有农药瓶，他平时就**将农药瓶放在一楼厨房间里**，但是再没有喷洒过农药。王伯最近这一次发病时，王婶也出现了类似的症状，害怕极了的他们才来"心目中最权威"的浙大一院。

"这种病犹如'捉迷藏'，给临床抢救带来了很大的难度，

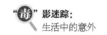
医生一边要抢救患者，一边要化身'福尔摩斯'破案。"丁晨彦副主任说，患者生病实在蹊跷，按照夫妻俩的中毒剂量，不像是由平时皮肤接触暴露在空气中的有机磷农药造成的，他建议王叔、王婶把家里的农药瓶清理干净。与此同时，丁彦晨副主任将夫妻二人当日就诊时所穿的衣服浸泡后，把浸泡水送省疾控中心检验。检测结果令人大吃一惊！衣物浸泡水里的有机磷农药严重超标！但二人谁也说不清衣服上的"农药"怎么来的！"回家后，我要把家里的衣服都洗个遍，或者买新的，希望这样的意外不会再发生。"王婶说。

专家支招：如何避免农药中毒

浙大一院急诊科主任陆远强主任医师介绍，在广大的农村地区，农民喷洒农药时一定要戴上口罩，防止吸入，同时**最好穿上防护服**。如果出现头晕、恶心、呕吐、乏力等症状的时候，应保持高度警惕，怀疑可能是农药中毒时，应立即将患者撤离中毒现场，并彻底清除未被机体吸收入血的毒物，如迅速脱去污染衣服，用肥皂水清洗受污染的皮肤、毛发和指甲。一旦发生误服农药的情况，应立即大量喝水，同时用筷子或者其他东西刺激咽喉部，把胃内毒物和水一起吐出（胃内的毒物残留少了，对人体的伤害就会减小），然后尽快到医院进行抢救治疗。最后，陆远强主任尤其强调，**长期反复接触有机磷农药可能会引起慢性中毒**。

在日常生活中购买蔬菜和瓜果时，如果菜叶上的虫眼多，反倒是用药少，可以放心选购。对于买回来的蔬菜和水果，不要立即入口，要多洗几遍，让农药遇水分解失效。

总之，不小心接触、吸入、误服有机磷农药后，要第一时间前往正规医院就医，切莫拖延，以免发生生命危险！

有机磷农药是我国使用广泛、用量最大的杀虫剂，主要包括敌敌畏、对硫磷、甲拌磷、内吸磷、乐果、敌百虫、马拉硫磷等。急性有机磷农药中毒的临床表现主要包括胆碱能兴奋或危象、其后的中间综合征以及迟发性周围神经病。每年全世界有数百万人发生急性有机磷农药中毒，其中约有 30 万人死亡，且大多数发生在发展中国家。

有机磷农药进入人体的主要途径有三种：**经口进入**——误服或主动口服（见于轻生者）；**经皮肤及黏膜进入**——多见于热天喷洒农药时有机磷落到皮肤上，由于皮肤出汗及毛孔扩张，加之有机磷农药多为脂溶性，故容易通过皮肤及黏膜吸收进入体内；**经呼吸道进入**——空气中的有机磷随呼吸进入体内。口服毒物后多在 10 分钟至 2 小时内发病。经皮肤吸收发生的中毒，一般在接触有机磷农药后 2~6 小时内发病。尽快清除毒物是挽救患者生命的关键。同时，须联合应用解毒剂和复能剂，并予以对症支持治疗。

日常生活中，为避免有机磷农药中毒，须建立健全一系列的农药销售、运输及保管制度；同时，加强安全宣传教育，让群众保管好有机磷农药，切勿与生活用品混放，以免被误服。

03 自家种的包心菜，怎么把66岁大妈毒倒了？事后，她却说幸亏中毒，不然……

来自宁波某村的王阿姨，因为农药中毒被紧急送来急诊。中毒后，她果断报案，一定要警方追查出幕后的"投毒"黑手。破案疑云重重，但成功解毒后，故事发生"神转折"。王阿姨因祸得福，在进一步检查中发现了癌症并被根治。这世界有时是有点魔幻的，但也不乏正能量的闪光点。

3天4棵包心菜，66岁大妈被"撂翻"

66岁的王阿姨总是感叹自己命不好，儿子不满3岁时，她的老公丢下娘俩一走了之。多年来，她和儿子相依为命。眼看着儿子娶妻生子，唯一的孙子上了大学，王阿姨终于觉得扬眉吐气了。但是2016年，一向能干的儿媳患病去世，本来已经搬出去另住的王阿姨"还没享上几年清福"，就又重新承担起照顾儿孙的重任，成为这个三口之家的"女主人"。她自己守着几分田，种些花生和蔬菜，每天等着儿子回来吃饭。

3月25日（星期五）清早，王阿姨从田里摘了4棵带着露水的新鲜包心菜。她中午用其半棵做了鸡蛋包心菜炒年糕。因儿子有事不回来，她晚上又清炒了剩下的半棵，吃了稀饭。孙子周末回来，她周六、周日两天前前后后烧了6顿饭，也陆陆续续和家里人以烧汤、清炒、凉拌等方式吃掉了剩下的3棵包心菜。她的儿子和孙子因为爱吃肉，包心菜吃得较少，大部分包心菜都被节俭的王阿姨吃掉了。她周日当晚并无异常反应。

3月28日（星期一），孙子返校，儿子上班，独自在家的王阿姨开始"不对劲"了。她不仅喉咙痛，肚子也越来越痛，不停地又拉又吐，头也昏昏沉沉，强撑到下午，肚子疼得已经下不来床，这才打电话把儿子从镇上的厂里叫回来。

儿子本来坚持要送王阿姨去医院看一看，但王阿姨想着这几年手头并不宽裕，心疼又要花钱，想着休息一下、扛一扛说不定病就好了。她让儿子去菜地摘些新鲜蔬菜，不要管她，让儿子自己烧晚饭吃。儿子到菜地一看，大惊失色——原来绿油油的包心菜、花生苗全都"歇菜"了，青菜和草全部枯死了。凭借种植经验，儿子判断这些蔬菜可能是被恶意喷洒了除草剂所致，并马上联想到王阿姨的症状："我妈莫非是吃了这些喷上除草剂的蔬菜后农药中毒了？"

投毒？误食？公安机关还在进一步侦破

儿子把蔬菜全部枯死的事情告诉了王阿姨，王阿姨才依稀回忆起来：3月25日那天清早在去菜地的路上，曾远远看到隔

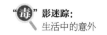
壁种粮大户雇佣的农民正在喷农药，因为两家的田只隔着一条大概七八十厘米宽的灌溉沟渠，所以分不清到底喷的是自家的还是对方家的田地。之前，两家曾因为共用同一个田埂、挖沟渠等事情起过争执。王阿姨撑着最后的力气，去找那家人理论。"他们说会管的，后来又死活都不肯承认，那家的老太婆说喷了敌草快。"心里又恨又怕的王阿姨在就医之前，以"投毒"向当地派出所报案。接到报警后，当地警方对该案件展开侦查。

每天拉肚子10余次的王阿姨被送往宁波当地医院就医，当地医护团队不敢贸然接诊，推荐他们到浙大一院急诊科就诊。浙大一院急诊科主任陆远强主任医师接诊王阿姨后，对其紧急进行了一系列的化验，最后判定王阿姨是有机磷农药中毒。经过一系列的解毒治疗后，中毒不深的王阿姨很快好转起来了。

临出院前，仍感到胃灼热、腹胀、打嗝的王阿姨在专家的建议下做了胃镜检查。结果，在进行胃镜检查时，一片位于胃角异常的 $1.0\,cm \times 1.5\,cm$ 大小区域映入消化内科医生李波的眼帘。它局部粗糙发红，稍显凹凸不平，但与正常的胃黏膜周围的颜色差别不大。火眼金睛的专家立刻感觉"来者不善"，又经电子染色诊断，高度怀疑是早期胃癌。于是，医生取出一小块胃角黏膜病变组织进行活检。病理结果显示：王阿姨胃部这块硬币大小的"凹凸不平"就是浅表隆起型高分化腺癌。随后，由消化内科李爱清主任医师为王阿姨进行了早期胃癌内镜黏膜下剥离术的根治手术。相比传统的外科手术，胃镜下微创手术的创伤小、恢复快、花费少，进行得非常顺利。王阿姨目前恢复良好，已经平安出院。

"40 岁以上，有没有症状都要做胃镜检查"

浙大一院消化内科陈洪潭主任医师介绍，为了有效地减少胃癌的发生，除了饮食上注意少吃高盐、腌制及烧烤类食物，及时根除幽门螺杆菌，胃镜检查必不可少。"早期发现胃癌及其癌前病变的方法只有胃镜检查，没有别的更好的办法！"陈洪潭主任医师强调。早期的胃癌大多数没有特殊症状，如果不主动去筛查，很容易被漏诊及耽误。很多人往往在出现黑便、贫血、消瘦、腹部包块、疼痛性质改变等症状时才去检查，结果90%已经是处于进展期，令人痛心不已。专家再次强调早期胃癌的最主要的特点就是没有症状！

如何远离胃癌？

除了尽早检查和根除幽门螺杆菌，养成良好的饮食习惯，避免压力过大、保持良好的心态与作息外，专家强调无论男女，40 岁以后且合并有以下任意一条者，一定要定期进行胃癌筛查。

● 胃癌高发地区人群；

● 幽门螺杆菌感染者；

● 既往有慢性萎缩性胃炎、胃溃疡、胃息肉、手术后残胃、肥厚性胃炎、恶性贫血等胃癌前疾病；

● 胃癌患者一级亲属；

● 存在胃癌的其他风险因素（如摄入高盐、腌制饮食、吸烟、重度饮酒等）。

筛查方法包括血清学筛查和内镜筛查。前者包括抽血化验血清胃蛋白酶原和胃泌素 -17；后者包括电子胃镜、磁控胶囊胃

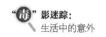
镜及高清放大内镜筛查等。

预防有机磷农药中毒需要做到以下几点：

● 加强农药的管理，建立规章制度，宣传农药的知识，要有专人保管，家中存放时应妥善安置，教育家人尤其是儿童勿乱动。

● 禁止用剧毒类农药灭虱、蚊、苍蝇，禁止向人体或衣物上喷洒农药。使用农药的人员应穿长筒靴、长袖衣，戴帽子和口罩，用毕换去衣服，彻底清洗皮肤。

● 哺乳期妇女最好不接触农药。

● 禁用农药的包装袋放置粮食或衣物。

● 禁食被农药毒死的牲畜及家禽。

● 发现可疑患者时，应立即将其送往医院救治。

早期胃癌通常是指癌灶仅局限于黏膜或黏膜下层的胃癌，意味着病变较浅，发病常与饮食、幽门螺杆菌感染、遗传等有关。患者以男性居多，发病年龄大多在 45 岁以上。约 80% 的早期胃癌患者无明显症状，少数患者出现上腹部饱胀不适、隐痛、反酸、嗳气等非特异性的上消化道症状。胃窦癌常出现类似十二指肠溃疡的症状，按慢性胃炎和十二指肠溃疡进行常规治疗，症状可被暂时缓解，易被忽视。早期胃癌的预防远比治疗更重要，建议要有规律地安排饮食，避免长期食用高盐、烟熏煎炸的食品，并且均衡膳食营养，做到戒烟限酒，多人就餐时要使用公筷，避免幽门螺杆菌交叉感染；建议 45 岁以上人群能定期进行胃镜筛查，做到早发现、早诊断、早治疗。

04 农药中毒提醒：遇到路边的野果，不能想吃就吃！

　　五一假期，全家出门郊游了吗？有没有碰到过这种野果？"路边野花，你不要采"，路边的野果，你也不要乱采。五一假期，浙江三户人家结伴出游，看到路边的红彤彤的野果特别诱人，都忍不住采着吃了。大人说，这种野果（图4.1）小时候漫山遍野都有，不仅美味，也勾起童年的回忆。五个大人三个小朋友，边采边吃，感觉野果比新鲜水果还好吃，小朋友还多吃了一些。

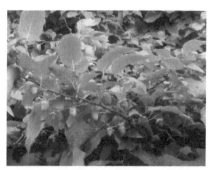

图 4.1　野果

　　没想到，路上遇到洒农药的工作人员瞪大眼睛看着他们：这片野果刚在半小时前被喷洒过百草枯！剧毒农药！三户人家这才慌了神，赶紧去当地医院急救。经过催吐、护胃等一系列的抢救措施后，虽然暂无生命危险，但百草枯是有强毒性的，摄入一定的量可致命，三户人家不放心，就转到浙大一院继续治疗。

　　浙大一院急诊科主任陆远强、值班医生宁建文等专家带领团队立即组织会诊，经过充分评估，三户人家的百草枯的中毒量不大，但考虑到百草枯对肺部的毒性非常大，还是进行了对症治疗。因为小朋友们吃得较多，并且其中一个小朋友一直说胸口痛，食道部位有灼伤感。安全起见，医院把三个小朋友转入同院儿科病房观察治疗。其他五个大人随诊。

　　看到这里要提醒下大家，最近朋友圈群里好多在秀野外采摘野果的。这种野果俗称野草莓（图 4.2），可能有些人会说这种野草莓从小就吃的，非常鲜美，从来没有中毒一说。现在农村手工除草十分少见，大部分是用农药除草，食用随处采摘的野草莓有很大的风险。

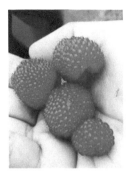

图4.2 野草莓

专家提醒，中毒不是闹着玩的，尤其是百草枯这类剧毒农药。市民在郊游时，在陌生地方不要随意采摘野果等食用。

小 知 识

农药主要是指用以消灭和阻止农作物病、虫、鼠、草害的物质或化合物及卫生杀虫剂等的总称。自20世纪40年代以来，随着科技的进步和生产的不断发展，人工合成的农药品种日益增多。全世界约有农药1200余种，常用的约有250余种。随着农药的长期、广泛和大量的使用，环境污染日益严重，由其引起的中毒等事件也逐渐增多，成为目前中毒和意外死亡的主要病因之一。农药中毒是指在接触农药的过程中，农药进入机体的量超过了正常人的最大的耐受量，使人的正常的生理功能受到影响，引起机体生理失调和病理改变，表现出一系列的中毒的临床症状。

农药中毒的病因主要有以下几种。

1.生产性。在生产过程中，由于设备工艺落后，密闭不严，出现跑、冒、滴、漏，或在农药包装时徒手操作、缺乏防护措施，或在运输、储存、销售中发生意外，致农药污染环境或皮肤，经呼吸道吸入或皮肤吸收而中毒。

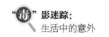
2.生活性。在日常生活中，食用被农药污染的蔬菜、食物，或误用、误食及自服、他杀、投毒等，均可经消化道吸收而引起中毒。

为预防农药中毒，可从以下几方面入手。

1.加强对生产、保管、使用等人员预防农药中毒知识的宣传，提高重点人员的防护意识和防护水平。

2.严格进行安全生产管理，不断改善农药的生产设备、工艺，严格执行操作规程，杜绝跑、冒、滴、漏等现象和事故发生。

3.在农药运输中，严格按照专车（船）装运、专库（柜）保存、专架销售、配药容器及施药器具专用进行，并明示警告标志，防止污染或误用。

4.合理使用农药。严格遵守农药的施药规程，正确掌握配药或拌种药液的用量和浓度，防止超量使用或滥用。

5.定期对农药生产工人进行体检和健康监护，及时防止农药对接触者的健康危害。

05 妻子先在茶里下药迷晕丈夫，再对丈夫注射百草枯

"20 年夫妻做下来，换来她向我下毒手，不知道她是装病还是病得没救了！"在浙江大学医学院附属第一医院急诊科见到林先生时，他正躺在急诊科中毒病房的病床上，一副心灰意冷的表情，语速快起来时呼吸还有几分急促。

林先生的诊断结果是急性百草枯中毒，被人注射了 1.5mL 的 20% 的百草枯溶液。据浙大一院急诊科主任陆远强介绍，由于中毒原因特殊，林先生没有在第一时间得到对症治疗，明确病因后转到浙江大学医学院附属第一医院急诊科时已出现肺部大片渗出、肾功能损害、血氧饱和度严重下降等症状，病情危急。

而现在，经过急诊科医务人员的全力抢救和综合治疗，林先生的情况已经明显好转，血氧饱和度和肾功能逐渐恢复正常，肺部渗出基本已被吸收，病情已得到控制。不用多久，林先生

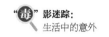
就可以出院了。

　　但说起自己前段时间的遭遇，林先生仍是心有余悸。谁也想不到就在上个月他经历了被人迷晕后注射剧毒农药"百草枯"的惊魂一幕，而向他下手的人竟然是自己的妻子。

早晨喝下一杯水，一天昏昏沉沉

　　林先生躺在病床上向我们讲述了上个月他遭遇的匪夷所思的经历。林先生是金华人，55岁，是一名医生，其妻子是护士，两人在金华一同开了一家小诊所。2月21日，林先生早晨起床后像往常一样烧好一壶开水，出门爬山，回来喝下几杯茶之后，便觉得跟往常有些不太对劲，头昏昏沉沉的，但他也没有多想，便赶着去上班了。

　　下午，林先生觉得越来越不对劲，不仅头晕乎乎的，而且全身无力，同事见状，便想把林先生送到金华当地的医院，但是林先生觉得自己并无大碍，就在诊所挂了一小瓶葡萄糖注射液来缓解。

　　没想到当天下班时，症状更加严重了，回家时他连楼梯都爬不上去，还是找人把他背上了楼，一回家倒头便睡。第二天一早，林先生20岁的女儿发现他神志不清，连话都说不清楚，林先生的妻子当时就拨打了120，把林先生送往了金华当地的医院。

难道是药物中毒？妻子说是"想不开"

　　在金华的当地医院，神经内科和急诊科医生对林先生进行会诊，发现他神志不清，意识模糊。根据以往收治的经验，医生们怀疑有可能是药物中毒，便询问家属他这几天有没有吃什么异样的食物或药物。

当时在场的林先生的侄子、侄女表示并不清楚。林先生的妻子也说不上来丈夫最近吃了些什么，但是神情倒是十分平静，她和亲戚们说："我们家林医生平时喜欢玩炒股和比特币，欠了好多钱，不会是自己想不开服药了吧？"听了家属的描述，医生立即对林先生进行洗胃，并密切观察病情的发展。

此时，林先生的妻子的行为引起了亲人的警觉，丈夫在抢救，妻子却表现得不太上心，甚至一整天都没在医院露过面。当地医院经过CT和磁共振检查，发现林先生的肺部和肾脏也有一定的损害，对他进行了一系列的对症治疗。可是林先生的情况却一直不见好转，一直处于昏迷状态。

而林先生妻子这时候的表现让大家觉得更不对劲了，她无意间跟女儿提起"这次不会要醒不过来了吧，是不是要准备后事？"

昏迷3天终于苏醒，妻子却慌了神

2月25日，林先生从昏迷中苏醒过来了，家属们都很高兴，而这时林先生的妻子却慌了神。

据林先生的侄女说，2月25日晚上，林先生的妻子担心事情败露，主动告诉自己的女儿：2月21日早上向林先生的茶水里放入了镇静剂，然后看林先生并没有被迷晕，还强撑着去上班，于是晚上趁着林先生昏昏沉沉睡去时，又向他的臀部肌肉注射了百草枯溶液。

其女儿大吃一惊，迅速把这件事告诉了亲属和医生。

百草枯中毒！这就对上了！医生表示：这种胸闷气短，伴

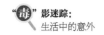

有肾脏、肺部受损的表现，确实很像百草枯中毒的症状。

百草枯是一种剧毒农药，成分有二氯化物和双硫酸甲酯盐两种，可经完整皮肤、呼吸道和消化道吸收，吸收后随血液分布至全身各组织器官，致肝、肾等多器官衰竭，肺部纤维化（不可逆）和呼吸衰竭。到目前为止都没有特效的解毒药，而且肌肉注射百草枯比口服的毒性更大，后果更为严重！

当地医生立即决定给林先生的血液做百草枯测定。2月26日下午，血液测定结果出来，显示林先生血液中的百草枯含量高达1590ng/mL。同时，林先生的血液中的地西泮、氯硝西洋、草酸艾斯西酚普兰这三种镇静剂均呈阳性。可以确诊林先生属于百草枯中毒！而林先生的妻子已于2月26日上午向金华当地的公安局自首。

当地医院建议林先生迅速转入浙大一院急诊科进行治疗。2月27日，林先生被送入了浙大一院急诊科中毒病房。经过检查，林先生的肺部、肾脏、肝脏都有损害，转氨酶也偏高，确诊是百草枯中毒！浙大一院急诊科副主任丁晨彦立即对他采取免疫抑制治疗、血液净化及其他的针对性治疗。经过半个多月的全力救治和密切观察，目前，林先生的病情已经明显好转，血氧饱和度、肾功能逐渐恢复正常，肺部渗出基本已被吸收，不用多久，就可以出院了。

浙大一院急诊科作为浙江省中毒急救与防治中心及浙江省危化中毒救治基地，不仅担负了省内重症和疑难中毒患者的会诊与救治任务，还担负了全省中毒急救的指导和培训工作，在中毒急救防治方面有一套独具特色的、切实有效的治疗方法。浙大一院急诊科每年收治的百草枯中毒患者近200例，通过早期进行充分的血液净化及内科综合治疗，大大降低了百草枯中毒的死亡率（从80%降至40%左右）。

妻子患精神障碍8年，拒绝服药，对其老公怀恨在心

"她是要置我于死地。"林先生说，"我对她还不够好吗？她患病8年了，我带她看医生，去锻炼身体，去游泳，去积极治疗，她却一直拿我当恶人！"

林先生和其妻子结婚20年，育有一儿一女，本是幸福美满的家庭，可是8年前妻子患上了偏执型情感障碍，从此，宁静的日子便被打破了。妻子从8年前的一次生病过后，总是怀疑自己得了重大的疾病，开始对周围的人也疑神疑鬼，后来甚至怀疑丈夫会给她下毒。从那时起，林先生就开始带着妻子辗转各大医院精神专科的门诊，医生给出的诊断是他的妻子患上了偏执型精神障碍，即对某件事物的认知非常偏执，并且十分顽固。林先生说他前后带妻子住院有8次，可就是一直不见好转。

林先生妻子的病需要定期服药，但每当林先生给他的妻子服药时，他的妻子都不肯配合，甚至经常为此和林先生大吵大闹，怀疑林先生是要用药物"毒害"自己，在家中争执不休。甚至对劝说自己服药的父亲也是拳打脚踢，在一旁照料林先生的丈人说："自己的胸口也曾被女儿打过，到现在都隐隐作痛。"

前段时间，林先生的妻子又开始对老公疑神疑鬼，想出了用镇静剂迷晕老公后再对其注射百草枯的方法进行报复，才有了这出让人匪夷所思的事件。目前，林先生的妻子已被警方控制，而林先生正在浙大一院急诊科接受稳步治疗中。

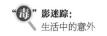
关于偏执型精神障碍

被最亲近的人迷晕投毒，想想都让人毛骨悚然。这种偏执型精神障碍究竟有多可怕？如果身边的家人患有这样的病，又要如何防范？

浙大一院精神卫生中心主任许毅表示偏执型精神障碍是以系统妄想为主要症状，患者日常的表现和普通人无异，平时很难发觉，并且一些正常的社会功能也都能实现。但是一旦触动到她偏执的点或是承受到的极限，就会一次性爆发，爆发时就会采取一些诸如自杀、伤害他人、报复社会等极端性措施。

家里有这样的患者，怎么办？

偏执型精神障碍患者的发病机制与家族遗传、人格特征及外界刺激等共同作用有关。多数患者病前的性格就存在如主观、固执、敏感、多疑等缺陷，在个性缺陷的基础上，外界环境刺激（如恋爱失败、身体状况、工作受挫）等作用下逐渐起病。

许毅主任表示，一般来说，偏执型精神障碍的治疗较为困难，药物治疗的效果也较一般，而且患者也不太配合。如果家里有这样的患者，并且有伤害性倾向，一旦发现，要赶紧将其送入医院治疗，防止对周围人造成伤害。

春季高发期，预防需注意

都说"菜花黄，痴子忙"。春天正是精神心理疾病的高发期，特别是油菜花盛开的 4 月，此类疾病发作达到顶峰。受气候和湿度的影响，很多的精神心理疾病患者更容易出现躁狂、极度亢奋或是抑郁、呆若木鸡等症状。预防情绪病，可从以下几个方面着手：第一，加强锻炼，多做户外运动；第二，坚持按照医嘱服药；第三，给患者营造宽松、愉快的生活环境，消除复发的心理诱因。

　　百草枯（paraquat），化学名称 N, N' －二甲基 -4,4'-联吡啶二氯化物和二硫酸甲酯，化学式是（$C_{12}H_{14}N_2$）$^{2+}$，以二价阳离子形式存在。该产品有二氯化物和双硫酸甲酯盐两种，化学上属联吡啶杂环化合物。原为无色无味液体，为防止意外误服，在生产时常加入警戒色、臭味剂和催吐剂，从而外观为绿色、蓝色的水溶性液体，有刺激性气味，不易燃，不易爆。其是一种快速灭生性除草剂，具有触杀作用和一定的内吸作用。25℃时贮存的稳定性为 2 年以上。其属于中等毒类，大鼠经口 LD_{50} 二氯化物为 155~203mg/kg，双硫酸甲酯盐为 320mg/kg，对家禽、鱼、蜜蜂低毒。

　　百草枯对人的毒性极高，且无特效解毒药。成人的致死量为 20% 水溶液 5~15mL（20~40mg/kg）。百草枯经消化道、皮肤和呼吸道吸收，毒性累及全身多个脏器，严重时可导致多器官功能不全综合征。肺是主要的靶器官，可导致"百草枯肺"，早期表现为急性肺损伤或急性呼吸窘迫综合征，后期出现肺泡内和肺间质纤维化，是百草枯中毒致死的主要原因，病死率高达 50%~70%。

　　对于百草枯中毒，目前没有特效的解毒剂，治疗原则主要包括减少毒物吸收，促进毒物排出，以及抗炎、抗氧化、抗纤维化及对症支持等治疗，常需上述治疗措施联合应用。

　　为预防百草枯中毒，需加强对百草枯产品的监测，降低浓度；保证加入的恶臭剂和致吐剂合格，减少误服后的吸收，降低危害程度；对于未用完的百草枯溶液，要及时回收；对于

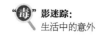
家庭百草枯溶液，应加强保管，避免儿童、幼儿误服和与高危人群接触；加强培训，使基层医务人员熟悉急性百草枯中毒的早期诊治。

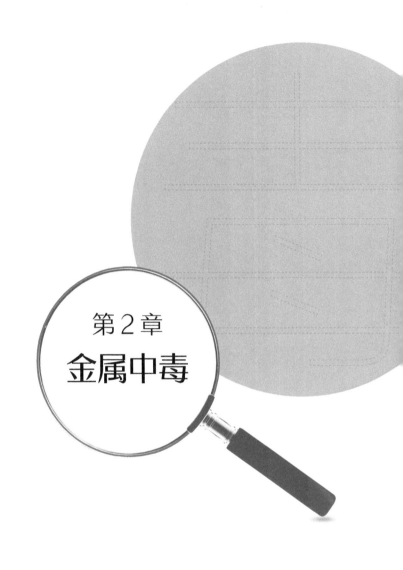

第 2 章

金属中毒

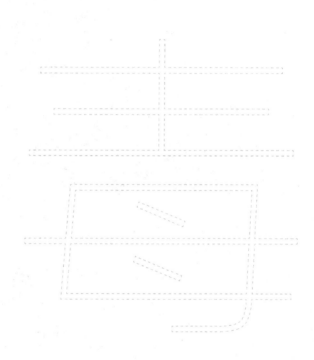

06 有人因汞中毒入院：远离"民间毒物"

最近在杭州走到哪里都感觉——湿哒哒。端午节后蛇虫鼠蚁倾巢出动——嗡嗡嗡……啪！"嚣张"的蚊虫不仅让人心烦意乱，时不时还随时叮咬赠送"大红包"。

然而，现在并不是来科普如何驱蚊的，而是来讲讲浙江大学医学院附属第一医院急诊科收治的一起因驱蚊杀虫差点"要命"的故事。两位当事人双双发生急性汞中毒。

驱蚊、辟邪？老板、员工双双被撂倒

端午节期间，浙大一院急诊科紧急收治两名男子——45岁的李哥和38岁的大林。被送来时，李哥头痛头晕、呕吐不止、烦躁不安。而大林的情况更加严重，不仅头晕乏力、腹部绞痛，还出现了呼吸困难，只能不停地吸氧才能稍得到缓解。

"我们那厂里，不仅蚊虫爬满了墙，还有很多的白蚁！"

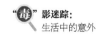
李哥是一家小厂的老板，大林是他最信任的员工。适逢节假日，李哥特地请了村里的"高人"前来驱虫。"高人"说他的办法不仅能驱蚊杀虫，还能驱瘟辟邪，让工厂的生意更加红火。李哥就请来他最信赖的大林作为帮手。

工厂里门窗紧闭，"高人"在搪瓷盆里燃烧大量的干枯艾草，并加入大量的"朱砂"和"红辣椒粉"，在厂房里熏烧。"高人"收下答谢金后很快就"撤"了，留下来的李哥和大林在长时间的烟熏之后，出现了开头的一幕。

了解清楚事情的来龙去脉，有着丰富中毒救治经验的急诊科主任陆远强心里已经有了初步的判断——大量燃烧的朱砂让两人"汞中毒"了。他让团队专家第一时间将两人的血液和尿液等标本送至浙江省疾控中心进行鉴毒、化验，检测结果证实了专家的猜想，两人的血尿汞均显著升高，确诊为"汞中毒"。

随后，急诊科专家团队对两人分别进行了驱汞治疗，鉴于大林的症状较为严重，陆续出现了口腔黏膜溃烂、胸痛不适，还请口腔科、呼吸内科的专家一同会诊并对其进行对症治疗。

1 个月内多例汞中毒，有人治鼻炎也被撂倒

无独有偶，42 岁的台州人勇哥无缘无故开始双手发麻，看任何东西都有重影，模模糊糊看不清楚，最近几天更是持续腹痛不止，本以为吃治疗肠胃炎的药就会好转，没想到疼痛却愈演愈烈。

刚好来杭州谈生意的他，在疼了一夜无法安睡后，才终于到浙大一院急诊科就诊。经过多项检查，找到了病因——蛋白尿、血汞明显升高，其中，血汞的浓度为 216ng/mL（正常范围

为 0~14.9ng/mL），是正常值的十几倍，又是 1 例汞中毒。

急诊科专家团队抽丝剥茧，从患者治疗鼻炎时使用的"民间草药"中找到了端倪。原来，3 年前勇哥经人介绍，结识了一名"老中医"来治疗他顽固的鼻炎。"老中医"特制了一种需要点燃后吸入的中草药来治疗勇哥的鼻炎，草药配方需要不定期进行更改，里面加入了少量的朱砂。勇哥的不舒服，正是出现在最后一次吸入燃烧中的草药后。

陆远强主任介绍，**朱砂**又称丹砂、辰砂，是从一种红色硫化汞矿物 HgS 中提取到的物质，含硫化汞率高达 96% 以上，经烧煅以后，使其分解成有剧烈毒性的游离汞，经过口服、吸入或皮肤接触后，严重时会致人中毒死亡。

《本草经疏》中记载："若经火及一切烹炼，则毒等砒霜，服之必毙。"曾明确指出朱砂的毒副作用，还指出了**火烧、火炼可使朱砂的毒性增强**，当大剂量吸入汞蒸气和汞化合物粉尘，或是摄入汞化合物时，进入人体内的汞主要分布在肝肾，引起肝肾损害，还非常容易通过血脑屏障，蓄积在脑干和小脑，直接损害中枢神经系统，甚至孕妇不慎接触后，还可以通过胎盘进入胎儿的体内。对于体内汞超标的哺乳期女性，在乳汁中可以检测到汞的存在，从而影响到子女的健康。

"这些汞中毒患者中不仅有急性汞中毒，还有慢性汞中毒。"陆远强主任介绍，浙大一院急诊科连续接诊了多例汞中毒患者，有因打破水银温度计处理不当的，或者**长期涂抹某种美白霜、某种除腋臭粉或治疗银屑病、湿疹等"偏方"**等种种原因造成的汞中毒。

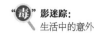
水银四散在体内，最怕溃疡伤口

"大夫，快来看看我儿子！"急诊科抢救室收治了一位15岁的男孩阿飞。4天前，因为作业未完成，妈妈勒令阿飞不许再玩手机。与妈妈大吵一架的阿飞，将自己反锁在屋里，打破家里的2支水银体温计，剔除玻璃，喝了下去。

没有告诉家人，也没有任何症状的阿飞，为了"威慑"住妈妈，第二天中午又去药店买来10支水银温度计，将其咬破后吞下。当天下午，得知儿子喝下了12支温度计里的水银后，妈妈慌了神，带着他到当地医院就诊，当地医院给阿飞洗胃后，还是建议他转诊至大医院就诊。

浙大一院急诊科主任陆远强组织相关人员对患者进行积极的治疗，讨论并制定精确的治疗方案，以防止水银被人体吸收并促进排出。同时，特地邀请了浙江省疾控中心理化毒理所汤鋆副主任一同会诊，经检测，发现阿飞的血汞指标升高了8~9倍。

接诊的主治医师童娅玲介绍，接诊后，他们立即对男孩进行检查——阿飞的神志清楚，皮肤及巩膜无黄染，腹部柔软，没有出现压痛及反跳痛，血液里的各项指标也正常，中毒症状并不明显。因为金属是不能被X光穿透的，通过腹部CT可以清楚地看到，阿飞喝进去的水银都散布在胃肠里。图6.1为阿飞的腹部CT影像，斑点样的光斑是阿飞喝进去的水银。

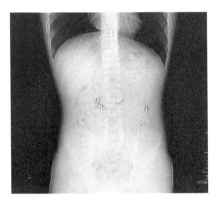

图 6.1　阿飞的腹部 CT 影像

"水银到胃肠道的吸收率只有万分之一，基本上可以认为是不吸收的。"童娅玲医生说，这种情形下，最担心的其实是胃肠道破溃穿孔或是口腔溃疡，其会导致水银四散到体内，造成严重的炎症，甚至危及生命。"洗胃"其实是一种有风险的方式，最好的办法还是使用物理疗法和药物排毒结合，让患者使用二巯丙基磺酸钠药剂进行规范的"驱汞治疗"，并通过喝豆浆、蛋清，或者吃韭菜和芹菜来吸附毒物并加快排出。最终，阿飞成功将水银顺利排出。

急诊科主任陆远强强调："汞中毒不容小觑，应尽早就医进行驱汞治疗！"他同时呼吁，家长要重视孩子青春期心理问题的疏导，不要等到出现不可挽回的损失后，再追悔莫及！

温馨提示

含有水银的用品一旦被打破，要先关掉室内所有的加热装置，防止吸入中毒。用湿润的小棉棒或胶带纸将洒落的水银粘集，将其封存至小瓶中，注明"废弃水银"等标识性文字，将其交给社区居

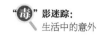

委会废液管理人员处理或送到环保部门专门处理。千万不要把收集起来的水银倒入下水道，以免污染地下水源。对掉在地上不能完全收集起来的水银，可撒些硫黄粉，以降低水银的毒性。

慢性汞中毒，损伤更可怕

吴先生就远不如阿飞这样幸运！

1979 年出生的吴先生，因为狐臭，一直购买某种除腋臭粉并将其涂抹于腋下。该药品的使用说明书上明确强调"只能在短期内使用"，但吴先生因为没有不良反应就坚持使用了 10 多年。最近半年，他开始反复出现口腔溃疡、手指微颤、记忆力下降等症状。这年 1 月起他更是一直有腰背部疼痛。开始，他被其他医院怀疑为"肾炎综合征"，但是久治不愈，来浙大一院陆远强主任这里问诊后，经过多项检查，最终确定了罪魁祸首——就是他一直涂抹在腋下的除腋臭粉，里面的红粉（氧化汞）让吴先生中毒了！

水银是金属"汞"（Hg）的俗称，是唯——种常温下呈液态的金属。这种白色液态金属，常温下易蒸发，富于流动性，黏度小。金属汞被吸收后易通过血脑屏障，蓄积在脑干和小脑。其在体内还主要蓄积在肾脏，要经粪便、唾液、汗液、乳汁、月经排泄出去，通过胎盘还可进入胎儿的体内。

陆远强主任说，浙大一院急诊科连续接诊了多例汞中毒患者，其中最容易忽视的，是慢性汞中毒。他举了个例子，1 支标准的水银体温计，约含有 1g 汞，在一间 15m^2 大、3m 高的房间内，如果全部蒸发，房间内的汞浓度将达到约 22.2mg/m^3。而普通人在汞浓度为 1~2mg/m³ 的房间里待上 2 个小时，就可能出现头痛、发烧、腹部绞痛、呼吸困难等中毒症状。所以，当水银体温计被打破时，不仅要及时开窗通风，保持空气对流，还要收集处理好洒落的水银。

陆远强主任特别强调，虽然汞中毒会给身体带来很大的危害，而且预期很差，但是大家没有必要杯弓蛇影。其实，生活中我们很少有机会能够直接暴露在水银之中，而且能够接触的量很少。

汞中毒的主要表现有哪些？

专家介绍，对急性汞中毒来说，常见的临床表现主要有以下。

● **全身症状**

短时间大量吸入后数小时发病，出现头痛、头晕、恶心、呕吐、腹痛、腹泻、乏力、全身酸痛、寒战、发热（38℃~39℃），严重者有情绪激动、烦躁不安、失眠，甚至抽搐、昏迷或精神失常。

● **消化系统**

可能出现口腔炎，表现为齿龈肿痛、糜烂、出血、口腔黏膜溃烂、牙齿松动、流涎。重症可发生消化道溃疡穿孔。

● **呼吸系统**

肺间质性改变，咳嗽、咳痰、胸痛、呼吸困难、发绀，听诊可于两肺闻及不同程度的干湿啰音或呼吸音减弱。

● **泌尿系统**

可发生蛋白尿、管型尿及肾功能障碍，直至急性肾衰竭。

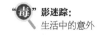
● **皮肤系统**

多见于中毒后 2~3 天出现红色斑丘疹。早期于四肢及头面部出现，进而扩展到全身，可融合成片状或溃疡，感染伴全身淋巴结肿大。严重者可出现剥脱性皮炎。

慢性汞中毒，常见的临床表现有哪些？

● 头晕、头痛、失眠、多梦、健忘、乏力、食欲缺乏等精神衰弱表现，情绪与性格改变及注意力不集中，甚至出现幻觉、妄想等精神症状。

● 口腔炎性病变，早期齿龈肿胀、酸痛、易出血，口腔黏膜溃疡及牙龈萎缩，牙齿松动脱落。

● 肢体震颤进行性加重，影响生活。有发音障碍及吐字障碍。

● 肾脏损伤早期改变，腰痛，蛋白尿，尿镜检可见红细胞。临床上出现肾小管肾炎、肾小球肾炎。

怀疑为汞中毒后，如何处理？

浙大一院中医科专家指出，临床上使用的正规含朱砂的药物大多是复方制剂，且多用于急性病症的治疗，服药剂量小、疗程短。经过炮制、配伍，以及严格的用量限制，含朱砂的药物是安全的。对朱砂的使用一定要经过正规的医疗机构，要严格按照《中国药典》的规定使用，并对朱砂开展深入系统的毒理学研究，尤其注意朱砂中汞对中枢神经系统、肾脏及生殖系统的毒性作用，即可扬长避短，趋利避害。

一旦怀疑发生汞中毒，该怎么办？

● **马上脱离毒源，尽早就医，早诊断，早治疗**

口服少量的汞时不必治疗，可自行通过粪便排出。大量口服汞后，应口服如蛋清、牛奶等保护胃黏膜。洗胃有可能会有促进消化道穿孔的风险，由医生根据实际情况决定是否洗胃。还可通过"物理疗法"，在适当的时机吃韭菜和芹菜等富含粗纤维的食物来促进汞的排出。

● **驱汞治疗**

使用二巯丙磺钠、青霉胺、二巯丙醇、二巯丁二钠等。这些药物中以二巯丙磺钠为首选。这种重金属螯合剂，可以取代巯基团中的汞离子，形成汞复合物，从而从尿中排除，达到驱汞治疗的目的。

● **血液净化**

多用于急性汞中毒患者，在短期内迅速吸附和清除蓄积在血液中的无机汞，减少汞对机体的损害。常见的方法有血液灌流和血液透析。

● **其他的对症支持治疗**

如补液，纠正水、电解质紊乱，口腔护理等，并可酌情使用糖皮质激素来改善病情。

小 知 识

汞中毒主要是生产中长期吸入汞蒸气或汞化合物粉尘所致，多为慢性中毒，以精神神经异常、口腔炎、震颤为主要症状，并可累及呼吸道、胃肠道、肾脏。吸入大剂量的汞蒸气或摄入汞化合物后则发生急性中毒。皮肤破损或对溃烂部

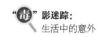

位用汞制剂涂抹也可致中毒。职业性汞中毒常见于汞矿开采、汞合金冶炼、金银提取、真空汞照明灯、仪表、温度计、雷汞、颜料、制药、核反应堆冷却剂和防原子辐射材料等生产过程中；生活性汞中毒见于日常生活中使用美白祛斑化妆品、染发剂或误服含汞物质等。

汞的急性毒性靶器官主要是肾，其次是脑、肺、消化道（包括口腔）及皮肤。患者口服汞化合物后，数分钟到数十分钟即引起急性腐蚀性口腔炎和胃肠炎，口腔和咽喉灼痛，并有恶心、呕吐、腹痛、腹泻。呕吐物和粪便常有血性黏液与脱落的坏死组织，可伴周围循环衰竭和胃肠道穿孔，泛发性腹膜炎，3~4 天后（严重的在 24 小时内）可发生少尿型急性肾衰竭，可伴肝脏损害。

亚急性汞中毒的基本表现与急性汞中毒相同，但程度较轻，发病较缓慢。

汞的慢性毒性靶器官主要是脑、消化道及肾脏。首发神经衰弱症状，如头昏、健忘、多梦等，或心悸、多汗、情绪不稳定。病情发展到一定的程度时，出现三大典型表现：易兴奋症、意向性震颤和口腔炎。

日常的生活生产中对于汞中毒的预防需要做到以下几点。

1.用无毒或低毒原料代替汞，如用电子仪表代替汞仪表，用酒精温度计代替金属汞温度计。

2.冶炼或灌注汞时应设有排气罩或密闭装置以免汞蒸气逸出，定期测定车间空气中的汞浓度。汞作业车间的墙壁、地面和操作台的表面应光滑无裂隙，便于清扫除毒。车间温度不宜超过 16℃。车间空气中汞的最高容许浓度定为 $0.001mg/m^3$。

3.汞作业工人应每年进行体格检查 1 次，及时发现汞吸收和早期汞中毒患者，以便及早治疗。对于含汞废气、废水、废渣，要处理后排放。

4.家庭汞泄漏时的处理办法：如果还有液体的话，应该将硫粉撒在上面，让其反应；如果已经挥发，注意室内通风，不能用手直接接触汞，以免发生皮肤过敏。

07 夫妻双双发生铅中毒，元凶竟是"元宝"？专家痛心呼吁：做这事不当心，有生命危险！

"陆主任，6 床患者又痛了，在床上打滚，您赶紧去看看！"家住台州的老李，被当地医院紧急转诊至浙江大学医学院附属第一医院急诊科，反复发作的剧烈腹痛折磨得老李痛不欲生，但他这疼痛太不一般，肚脐周围痛，按上去却不是很痛，找不到疼痛点，全身 CT、胃肠镜、心电图等检查都过了一遍，没查出所以然。

在结直肠外科的专家排除"腹部问题"后，急诊科主任陆远强带领专家团队排查病因，最终确诊老李为"铅中毒"。专家还催着一同前来陪床的老李的老婆也去化验，她同样是有"铅中毒"。毒物的来源在哪？疑云重重！

老李怎么都想不到，折腾了大半个月的反复腹痛，竟然不是肠胃炎，而是铅中毒，还是夫妻俩双双"中招"。躺在浙大一院急诊观察室里，老李夫妻心里后怕极了。

剧烈腹痛！以为是"肠胃炎"，没想到是中毒了

50岁的老李时不时发生恶心、呕吐，他年轻时曾得过乙肝，自以为是肝病加重了，前往当地医院检查。肝脏没查出毛病，就是有些贫血和便秘的问题，医生开了药、做了叮嘱，老李就回去仔细养身体。但老李恶心、呕吐的情况不但没有好转，反而开始头晕、剧烈腹痛，每天至少痛2~3次，每次都是"死去活来"。疼得受不了的老李继续找到当地医院，血液指标正常，胃肠镜、腹部CT轮番查了个遍，也没发现大病，用解痉药后有点效果，但也并不理想。治疗陷入了困境！

"花了这么多钱，全是正常的！我爸爸还是疼得死去活来！"老李的儿子有些懊恼，当地医院建议老李转诊至浙大一院查明病因，以便接受进一步的诊治。

浙大一院急诊科主任陆远强觉得老李的病情蹊跷，得知老李在冶金厂工作多年，凭借多年的职业敏感，他建议老李抽血进行微量元素检测。结果令人大吃一惊，老李的血铅浓度为1531 μg/L，严重超标，为极重度铅中毒。

我国铅中毒的剂量标准

1. 不算中毒：血铅水平 < 100 μg/L
2. 高铅血症：静脉血铅水平 100~199 μg/L
3. 铅中毒：静脉血铅水平 ≥ 200 μg/L
   轻度：血铅水平 200~249 μg/L
   中度：血铅水平 250~449 μg/L
   重度：血铅水平 ≥ 450 μg/L

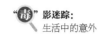
"可是我老公有很长一段时间不在冶金厂里工作了，怎么会突发腹痛？"老李的老婆有些摸不着头脑。

夫妻俩双双发生铅中毒，可能是接触了这些

医护人员和他们深入聊天后才知道，中元节那天，夫妻俩在密闭的农民房里为逝去的亲人烧了很多由锡箔折成的"元宝"。为了纪念逝者，他俩早早准备，早在几个月前就开始操持，购买来多箱锡箔纸，不仅自己家用，还折好之后分给亲戚朋友，并且将"成品"售卖。为了尽快解毒，急诊科主任陆远强和副主任丁晨彦还分别再去询问夫妻俩是否"喝了符水"，两人支支吾吾，一直没有正面回答。

由于现在锡的价格每吨为 26 万~27 万元，而铅的价格每吨只有 1.3 万~1.4 万元，因此一些生产纸钱的小作坊为了节省成本，会用铅箔替代锡箔，或者在锡箔中混入过半的铅。"银元宝"要用到的"锡"箔，成为铅的主要源头。锡箔表层能生产有毒的铅白和氢氧化钠，折元宝的过程中，就可能会发生慢性铅中毒。而焚烧的过程，有吸入性铅中毒的风险。那些使用铅箔纸或是含铅的锡箔纸，在燃烧后会产生大量的氧化铅尘微粒从而在空气中飘散，粘在房间的墙壁、家具和地板上，也会对人体造成慢性的铅中毒。

专家介绍，铅进入人体主要有呼吸道吸收、消化道吸收和皮肤吸收三种途径。世界卫生组织发布的接触铅的途径可能包括吸入（工业或回收过程中所释放的铅颗粒）、摄入（被腐烂的含铅涂料所污染的土壤和灰尘——特别是当儿童在地上玩耍并将玩具或手指放入口中时）。含铅的产品，包括如铅釉陶器

和一些传统药物或化妆品，受到铅污染的食品或水。

经过急诊科专家一段时间的驱铅治疗，夫妻俩平安出院。临出院前，专家还建议他们回家后开窗、通风、打扫，多吃虾皮、牛奶和豆制品来辅助排铅，还要不定期来医院复查。

陆远强主任介绍，铅这种重金属，在人体内聚积、代谢，是一个缓慢、渐进的过程，进入人体后非常不容易排出。它的代谢半衰期为1460天，要想完全代谢掉铅，至少需要4年的时间！铅中毒最典型的症状是**腹痛**，通常是脐周的部位，因为铅会导致人体的小肠麻痹。此外，铅中毒还会引起贫血、肝功能异常、溶血等反应，甚至影响肢体运动和正常的呼吸。严重的还会导致神经功能受损，出现注意力不集中、认知功能障碍、痴呆、中毒性脑病等症状。

如何预防铅中毒

专家建议，大家都应树立良好的防铅意识，尽量减少与铅环境接触，减少铅污染的伤害。在日常生活中，其实存在有很多含铅的物品，其中包括食物和各类日用品。

容易发生铅中毒的食物和用品

1.盛放食物的锡器、不合格的彩釉杯子等。锡器盛放食物、水或料酒后会释放出大量的铅来污染食物而导致铅中毒。

2.爆米花、不合格的皮蛋等含铅食物。

3.含铅化妆品、含铅颜料涂层的玩具和废旧电池、不合格

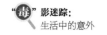

的书籍。

　　4.生产锡箔纸或叠锡箔的工艺、家庭作坊，或在祭祀活动中有焚烧锡箔的习惯，也会导致严重的铅污染。

　　5.二手烟、汽车尾气、家中的老旧铁制水管和有油漆涂料的环境，以及有一些含铅的偏方，都可能导致铅中毒，日常生活中尤其要注意。

　　不少铅中毒的患者，早期可能没有任何症状，等到出现症状时往往已经比较严重。因此，如果发现自己是从事和铅打交道的工作，比如在化工厂、冶金厂、蓄电池厂等工作，或是经常与在马路附近工作的交警、建筑工人、清洁工等接触，或是因为种种原因不慎接触了铅，医生建议要及时去正规医院进行血铅检查，万万不可因为没有症状而延误了诊断和治疗。

　　此外，膳食中的蛋白质、维生素C等，有的可以促进排铅，有的可以降低铅的毒性。日常生活中可以多摄入**牛奶、酸奶、虾皮、茶叶、大蒜、胡萝卜、豆制品**等食物。

小 知 识

　　铅是广泛存在的工业污染物，能够影响人体的神经系统、心血管系统、骨骼系统、生殖系统和免疫系统的功能，引起胃肠道、肝肾和脑的疾病。生活中急性铅中毒较少见，以误服为主，急性中毒表现为口内有金属味，腹痛，流涎，恶心，呕吐，呕吐物常呈白色奶块状（铅在胃内生成白色氯化铅）；重症铅中毒常有阵发性腹绞痛，并可发生黄疸等中毒性肝病表现及少尿或无尿、循环衰竭等，严重者可能发生中毒性脑病。以慢性中毒常见，多为职业和生活中长期接触。

主要的临床表现如下。

1.腹痛，腹泻，呕吐，大便呈黑色。

2.头痛，头晕，失眠，甚至烦躁，昏迷。

3.心悸，面色苍白，贫血。

4.血管痉挛，肝肾损害。

5.食欲减退，消化不良，四肢（尤其是下肢）无力、麻木等。

治疗铅中毒的方法是使用金属螯合剂促进铅的排泄。

预防铅中毒的主要方法如下。

1.切断污染源。首先应避免接触铅，如对汽车尾气进行处理，推广使用无铅汽油，研制不含铅的颜料和涂料；不吃或少吃含铅食品，如松花蛋、膨化食品、铁皮罐装饮料、爆米花等，以及易被铅尘污染的食物；孕期妇女不要用化妆品、染发剂，避免铅通过胎盘进行母-胎运转。

2.远离污染区。民众应尽可能远离有铅污染的工业区，高铅作业的工作人员要有良好的防护措施，要定期进行身体内铅指标的检测。一旦发现铅中毒，应立即采取治疗措施。

3.改善膳食结构。钙能减少胃肠道对铅的吸收，因此，儿童和孕妇应补充饮食中的钙以减少铅中毒；因为铅破坏体内的抗氧化防护系统，所以饮食中应补充抗氧化剂，如维生素C、维生素E、维生素B_6、β-胡萝卜素；增加蛋白质的摄入量，可减少铅的吸收，增加抗体的分泌，从而增强抵抗力，有利于预防铅中毒。

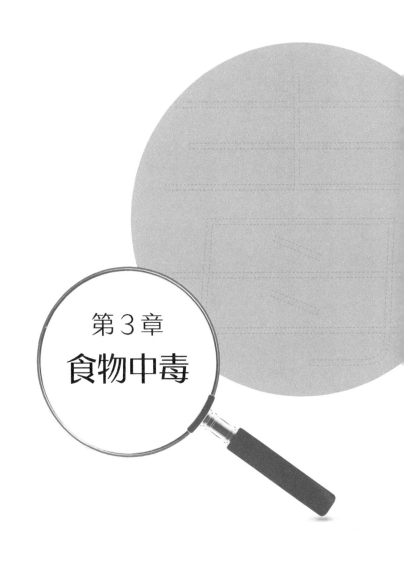

第 3 章

食物中毒

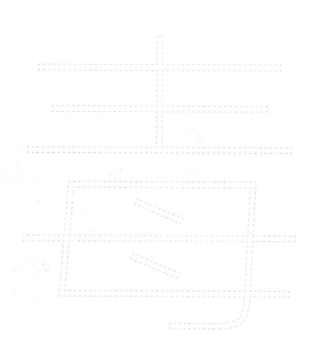

08 鱼胆的毒性赛过鹤顶红！很多人在生吞鱼胆。专家打假：不治病，会致命

夏季，又闷又热。不少人想要吃清热解毒下火的食物，但误信民间"偏方"，着实害人不浅。这不，黄先生想要清火明目，生吞一颗7斤鲢鱼的大鱼胆，不到半天就被毒倒了，引发严重的肝肾衰竭，命悬一线。

河豚有毒，很多人都知道。但鱼胆的毒性甚至赛过"鹤顶红"，这个部位绝不能吃。专家特别提醒，鱼胆不能吃，最严重的话可致死，目前没有特效解毒药！

想要治好青光眼，52岁男子生吞鱼胆

52岁的黄先生在当地是小有名气的木匠。在他手中雕出的骏马、龙凤栩栩如生，他从不发愁订单和成品销路。但天不遂人愿，1年前，黄先生常常头痛、眼胀，视力也越来越差，被诊断为双眼"青光眼"。眼疾恶化的速度极快，当黄先生到上

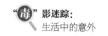
海的大医院求诊时，已经发展为青光眼晚期，左眼的视力再也无法恢复，右眼看东西的视力范围也在不断缩小，眼睛中央已经看不见任何东西。

听说鱼胆可以明目、解毒。他从朋友手中买下一条7斤重的鲢鱼。其鱼胆的大小和成年人的大拇指一般大。黄先生拿着剖出来的鱼胆，一鼓作气生吞了下去，瞬间一股苦气充斥于口腔和肠胃。为了压住苦气，他还喝了一瓶矿泉水，又吃了几块糖才作罢。

10多分钟后，黄先生的肚子开始"咕噜"，他忙不迭地跑厕所。没多久，他就开始又拉又吐。他最初以为只是肠胃不适，也没看医生，随便吃了点治疗肠胃炎的药。

挨到晚上，黄先生整个人"更不好了"——不仅无法进食，甚至连喝口水都会呕吐，他肚子痛得厉害，不能解小便，脸色暗沉得吓人，眼珠也变黄了，开始轻度浮肿……

家里人紧急将黄先生送往当地医院，他被诊断为"鱼胆中毒"，在洗胃、护肝、护胃等对症支持治疗后，为寻求进一步的治疗，黄先生由120急救车转运至浙江大学医学院附属第一医院急诊科。

急诊专家：每年由吃鱼胆造成的悲剧一桩接一桩

浙大一院急诊科主任陆远强带领团队深夜接诊了被送来急救的黄先生。一经检查，黄先生的肝肾功能指标比正常人高出几十倍。他的肝功能已经衰竭，肾功能也受到损伤，还出现凝血功能障碍。由于鱼胆中毒没有特效解毒药，急需血液净化治疗。

黄先生被火速送进急诊重症监护室。浙大一院急诊科医护团队联合感染病科、肾脏病中心专家对黄先生进行了紧急会诊，为他建立血管通路，进行血液灌流治疗，清除进入血液循环的毒素，同时给予护肝、利尿、补液、改善代谢、营养支持等治疗。经过 1 周多的治疗，黄先生脱离了生命危险，病情稳定后平安出院。

陆远强主任介绍，这两年，每年都会有多例因为盲目听信民间偏方吃鱼胆而中毒的患者。鱼胆中毒引起的症状危重，可导致肝肾受损，再逐渐出现急性肝坏死、肾衰竭、脑水肿、心肌损伤等严重症状（也称多器官功能障碍综合征），最终导致死亡。有的患者虽然躲过一劫被救活了，但由于神经受损而导致瘫痪、大小便失禁，抱憾终身。

谁能想到，小小的一颗鱼胆，竟然会导致中毒，进而引起如此严重的后果呢？

陆远强主任进一步解释，鱼胆胆汁的主要成分有胆酸、牛黄胆酸、氢氰酸、水溶性鲤醇硫酸酯钠、组胺等多种毒素，成分非常复杂，因此，迄今为止也没有有效的解毒办法。水溶性的鲤醇硫酸酯钠进入人体后，会损害肾小管线粒体，引发细胞能量代谢障碍；氢氰酸的毒性最厉害，能抑制人体内 40 多种酶的活性，使细胞不能利用氧而导致"细胞内窒息"，比同剂量的砒霜的毒性还大……对成人来说，只要几克胆汁就能导致中毒，如果是五六斤以上的大鱼，1 个鱼胆就足以令人丧命。而且，鱼胆不论生吞、煮熟或泡酒，其有毒成分都不会被破坏，吃下即中毒。

虽然不是所有的鱼胆都有毒，但值得注意的是，在生活中

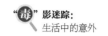
大家常吃到的鲤科类的鱼均为胆毒鱼类——**鲤鱼、草鱼、鲫鱼、青鱼、鲢鱼等的鱼胆都是有毒的**。如果按毒性来排序，最毒的是鲫鱼，接下来是团头鲂、青鱼、鲢鱼、鳙鱼、翘嘴鲌、鲤鱼、草鱼。"如果不确定有没有毒，最好的办法就是所有的鱼胆都不要吃。"

一旦发生鱼胆中毒，怎么办

陆远强主任强调，民间常说的鱼胆可"清热""明目""止咳平喘"等的治病偏方根本不成立。鱼胆不仅不能治病，还会引发中毒，千万不能食用。

"鱼胆不入药，不是中药！"浙大一院中药房主任马成坚副主任中药师介绍，鱼胆在民间虽有乱用，但从未被正规的中药炮制规范、药典收载，"鱼胆不作中药"也是中医药行业的专家共识。蛇胆等虽有药用记录，但使用前须经复杂的中药炮制程序，千万不能生吃。

鱼胆中毒后的表现

潜伏期为 0.5~6.0 小时，越短，预后越差。

初发症状为胃肠道症状：多发在服用鱼胆后 1~14 小时。主要表现为强烈的恶心、呕吐、腹痛、腹泻。可有腹胀气，可出现呕血或黑便。

数小时后可出现皮肤及巩膜黄染、乏力、纳差、肝区疼痛、食欲下降、胸闷气急、少尿、无尿、面部及双下肢水肿、腰痛等症状。

随着疾病进展，肾脏、肝脏、心脏、凝血功能、脑组织等多器官功能受损，出现多器官功能障碍综合征，危及生命。

专家提醒

- 在宰杀时，一定要注意将鱼胆清理干净。如果不小心弄破了鱼胆，就要注意把沾染胆汁的鱼肉切掉，避免中毒。如果鱼胆污染鱼肉的范围较大，安全起见，可以把鱼全部丢掉。
- 要谨防鱼胆汁溅入眼睛，有毒的鱼胆汁可导致结膜炎、视力减退，严重者甚至会失明，完全不会有"明目"的功效。
- 一旦误食，尽快就医，彻底洗胃或催吐，清除毒物；也可以在医生的指导下喝鸡蛋清、牛奶，保护胃黏膜，延缓胆汁吸收。

如若出现肾功能不全时，宜尽早接受血液净化治疗。重度鱼胆中毒患者如尽早进行血液净化治疗，可在短时间内有效地清理其体内的毒素，且可纠正其体内水电解质及酸碱失衡的情况，顺利地将毒素排泄出体外，减轻毒素对其他器官造成的损伤。

浙大一院急诊科专家提醒，对于所有动物类的胆都不建议食用，尤其是未经加工过的生胆，因为除了含有有毒成分以外，细菌、微生物都是不安全的，请大家务必要注意，避免误食。

小 知 识

鱼胆中毒指食用鱼胆而引起的急性中毒。青鱼、草鱼、白鲢鱼、鲈鱼、鲤鱼等鱼胆中含胆汁毒素，能损害人体的肝、肾，使其变性坏死；也可损伤脑细胞和心肌，造成神经系统和心血管系统的病变。民间有以生吞鲤鱼胆来治疗眼疾、高血压及气管炎等的做法，常因用量、服法不当而发生中毒。其中以青鱼、草鱼等的鱼胆中毒最多见。鱼胆汁中含有极强毒

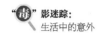

性的蛋白质分解产物，即胆汁毒素，其不易被热和乙醇（酒精）所破坏，因此，不论生吞、熟食或用酒送服，超过 2.5g，就可中毒，甚至死亡。

临床上，鱼胆中毒最先出现恶心、呕吐、腹痛、腹泻等消化道症状，多发生在生食鱼胆后 30~90 分钟，迟者可 8 小时后发病，重者可伴有呕吐咖啡色液体和排出酱油样稀水大便；约 6~12 小时后出现巩膜黄染、肝区胀痛、食欲下降、尿色深黄；约 8~18 小时后腰部酸胀疼痛、少尿或无尿、肾区叩痛，伴胸闷、心悸、气急、发生急性肾衰竭。偶有吞服鱼胆后发生中毒性脑病（四肢抽搐、呕吐白沫、意识障碍）。辅助检查可见尿常规、肝肾功能异常，血清肌酶升高，心电图出现 ST-T 改变、QT 间期延长、异位搏动、房室传导阻滞等。患者可因发生肝、肾、心等多器官功能衰竭而死亡。

鱼胆中毒，无特殊的解毒剂。及时彻底洗胃，同时补液、利尿，促进毒物排泄是治疗的关键。早期应用透析疗法，鱼胆中毒的预后明显得到改善。日常生活中，应尽量避免进食各类动物的胆，以防中毒。

09 一节甘蔗，吃到昏迷，竟比毒蛇还毒！

俗话说："冬吃甘蔗赛人参。"作为冬季水果的"C位"——脆甜的甘蔗深受人们的喜爱。咬一口，甘甜的汁液立刻溢满口腔，好吃到停不下来。它营养丰富、生津止渴、清热解毒，但吃不对，却也非常危险。有种甘蔗"毒过蛇"，这不，53岁的王姨就被一节甘蔗送进了重症加强护理病房。

53岁阿姨上吐下泻，陷入昏迷，起因竟是一节甘蔗

53岁的王姨常说自己是见过大风大浪的人，16年前她因尿毒症做了肾移植手术，除了日常服用抗排异的药物，免疫力较弱，身体状况总体还算平稳。她没想到，从小在甘蔗田里长大的自己，竟然会被一节甘蔗撂倒了。

义乌盛产红蔗糖，王姨小时候曾跟着她的外婆穿梭在连绵的青纱帐里。"我坐在田头，像只小老鼠一样，啃着比我胳膊还

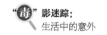
粗的果蔗，皮薄肉脆，太好吃了！"中年得尿毒症时，她曾很长时间难受得吃不下饭，啃上几口脆甜的甘蔗，身体上的不适就会缓解许多。

这几年，王姨和老伴跟随女儿定居在杭州。眼下正是甘蔗大量上市的时节，王姨叮嘱老伴一次性囤了许多，担心买的不新鲜，她还让老伴一整根扛回家来。她想着边吃边切，能保存得久一点。

12月3日，王姨晚饭后照例要啃上一小段甘蔗"清清口"，与往常不同的是，这次的甘蔗吃起来不脆，有些发糠，甜中略带着一股酒酸味。王姨发现甘蔗心是淡褐色的，她冲老伴抱怨，还被回怼了一句"发霉的部分，早就截掉了，没事的！"晚上临睡前，她有些犯恶心，开始拉肚子，以为是"急性胃肠炎"，找了药吃，又睡下了，想着扛一扛能过去。

过去了3天，王姨的情况还是时好时坏。12月7日中午，她呼吸困难、皮肤湿冷、意识模糊，随后陷入昏迷。她的家人慌了神，紧急将她送来浙江大学医学院附属第一医院急诊科。

甘蔗中毒+细菌感染，她的病情复杂又凶险

"当时这名患者被送来时，呼吸衰竭，意识淡漠，情况很危急。"急诊科主任陆远强带领专家团队紧急抢救王姨，补液、升压、气管插管、上呼吸机……与死神展开争夺。

"要确保患者先活下来！然后查找病因，对症治疗！"陆远强主任根据患者家属的描述，结合各项检查及患者的病情症状，初步判断是霉变甘蔗中毒、肠道感染引发脓毒症休克及全身多器官衰竭。王姨被送入急诊重症监护室，考虑到她曾有肾

移植病史，同时请肾脏病中心专家一同会诊。

霉变甘蔗的毒力有多大？

霉变甘蔗上有节菱孢霉菌，其在繁殖过程中产生毒力极强的3-硝基丙酸。3-硝基丙酸是一种神经性毒素，仅0.5g就会使1个体重40kg的人产生中毒反应。中毒后，轻者出现恶心、呕吐、腹泻等胃肠道症状；重者引起阵发性抽搐、昏迷、四肢瘫痪等中枢神经系统损伤，导致终生残疾；极严重者会在短时间内出现难以控制的连续癫痫状态、深昏迷，甚至死亡。中毒的潜伏期长短不一，短则十多分钟，长则一两天。

除了对王姨进行补液、扩容等脱毒治疗外，她的血培养指标中发现了大量的大肠埃希菌。专家分析，目前虽没有很确切的细菌来源，但吃了霉变甘蔗是打开了潘多拉魔盒，本来身体底子就比较弱的王姨的免疫力进一步下降。久置的甘蔗可能又污染了大量的细菌，令王姨体内肠道菌群紊乱，免疫力极度下降，体内原本正常定植的大肠埃希菌引发了肠道感染，并且通过肠黏膜进入全身各处，最终诱发肠源性的脓毒症，多器官衰竭。好在经过及时抢救，王姨保住了性命，目前已经平安出院。

不必恐慌！专家说：这样挑甘蔗，放心吃

陆远强主任进一步解释，霉变甘蔗上的节菱孢霉菌所产生的3-硝基丙酸，耐高温，难以去除，日常清洗和加热对它的影响甚微，根本不会减弱它的毒性。不仅如此，甘蔗含有高糖、高水分，非常容易滋生大肠埃希菌、黄曲霉菌等，虽然王姨是肾移植患者，其免疫力较差，但是即使是健康人，吃了霉变甘蔗也会中毒，所以甘蔗变质了一定不要再吃了。甘蔗被霉菌侵

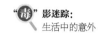
袭后，菌丝已经延伸到甘蔗的每一个部位，除了霉变的那一部分，完好的部分其实也含有毒素，只不过肉眼看不到而已。即使砍掉变质的部分，其余部分也不可食用。此外，因为一些无良商贩为节省成本可能拿霉变的甘蔗榨汁，所以街边的甘蔗汁也慎买慎喝！

日常生活中如何分辨甘蔗是否变质？

● 一"看"

正常的甘蔗的外观色泽光滑，头部叶子是青的，如果在末端出现絮状或茸毛状的白色物质，表示已霉变。霉变的甘蔗表面带"死色"，外观光泽差。切开后，质量好的甘蔗的肉质较白，汁水充足；变质的甘蔗往往存在失水的情况，切开后中心呈红色、淡褐色或有青黑色的斑点、斑块，断面上还会有白色或红色丝状物。

● 二"闻"

新鲜的甘蔗有股清香味，选购时若闻到甘蔗无味或略有酸味、霉味、酒味及呛辣味的，千万不可食用。甘蔗霉变后，有时只有淡淡的酒味，如果不仔细闻，可能闻不出来，特别是小孩子更不会注意。所以，家长们要格外留意。

● 三"摸"

新鲜的甘蔗质地坚硬，霉变的甘蔗质地较软。如果是质地比较松软的甘蔗，那就要特别注意，最好不要买，以免引发中毒。

甘蔗是冬令好物，真当越啃越上头。但再好吃，也要适量，因为它的含糖量其实并不低，吃甘蔗时一般吃 1~2 节就够了。

高血糖、糖尿病人群尽量不要吃。自己榨汁喝时，每天不宜喝超过 200mL 的甘蔗汁，差不多是一次性纸杯 1 杯的量。如果任性喝，会有长胖的风险。一旦出现吃了甘蔗后上吐下泻等不良反应，请第一时间到医院就诊！

小知识

霉变甘蔗的中毒是指食用了保存不当而霉变的甘蔗引起的急性食物中毒，真菌是最常见的中毒物质，在我国淮河以北地区比较多见。由于食甘蔗者主要为 3~16 岁的人群，鉴别力和警觉性均较低，故中毒多发生于儿童和青年，每年 2~3 月为高发期，可危及生命或遗留神经系统后遗症，病死率在 10% 以上。

霉变甘蔗的发生多由于长期贮存，越冬出售，受冻后化冻，在适宜的温度下，真菌繁殖。未成熟的甘蔗更易发生霉变。霉变甘蔗的含糖量低，具有酸霉味、酒糟味，食用后便可引起中毒。目前认为引起甘蔗变质的霉菌为节菱孢霉菌。该菌为世界性分布的一种植物腐生菌，其产生的毒素为 3- 硝基丙酸。3- 硝基丙酸为一种神经毒素，是引起霉变甘蔗中毒的主要毒性物质，进入人体后迅速被吸收，短时间内引起广泛性中枢神经系统损害，干扰细胞内酶的代谢，增强毛细血管的通透性，从而引起脑水肿、脑疝等。严重者导致缺血坏死，出现各种有关的局灶症状，有些损害为不可逆性。

中毒患者多在食后 15 分钟~8 小时内发病，亦有长至 48 小时。轻度中毒首先表现为一过性胃肠道功能紊乱（恶心、呕吐、腹痛等），并可出现神经系统症状（头痛、头晕、眼前发黑、复视），轻者很快恢复，较重者的胃肠道症状加重，频繁恶心、呕吐，并可发生昏睡。重度中毒在上述症状出现后，很快出现抽搐、昏迷。抽搐表现为阵发性痉挛性，每次发作

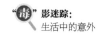

1~2分钟，每日可多次发作。抽搐发作后便呈昏迷状态，且双眼球上翻，瞳孔散大，亦可发生急性肺水肿和血尿。体温初期正常，3~5天后可升高，一般在5~10天后开始恢复。可有神经系统后遗症，如全身性痉挛性瘫痪、去大脑皮质综合征等。中毒患者的潜伏期愈短，症状愈重，预后愈差。

为预防霉变甘蔗中毒，须做到以下几点。

1.必须等甘蔗成熟后收割，防止因不成熟而易霉变。

2.甘蔗应随割随卖，尽量不存放。

3.甘蔗在贮存过程中应通风、防潮，定期进行检查，一旦霉变，就禁止出售。

4.加强卫生知识宣传，教育群众不买、不吃霉变甘蔗。

10 这种"芋头"不能吃！在小区挖来红烧，57岁男子尝一口就要被抢救了！

香芋蒸排骨，香芋西米露，芋头扣肉，芋泥蛋糕……是不是很多人都喜爱芋头那绵甜香糯的细软口感？但华先生，红烧了半个"芋头"，刚吃一口就被送来浙江大学医学院附属第一医院急诊科抢救，这究竟是怎么回事？"长得跟芋头一样，没想到这么毒！"在浙大一院急诊科中毒病房，57岁的华先生心有余悸。他希望用自己的遭遇给大家提个醒，入口的食物要当心。

麻将大小的一块，57岁男子被麻"翻"了

华先生和85岁老母亲分别居住在相距不远、步行只要10分钟的两个小区里。他是独生子，每天给老母亲烧中饭、晚饭，再回家照顾妻女、外孙，忙得马不停蹄。某日上午，华先生的妻女带着小外孙出去玩，他照例去老母亲家烧饭并打算留下一

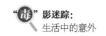
起吃，省得回家再做。其老母亲知道华先生喜欢吃芋艿，厨房里还放着老母亲刚带回来的一只"大芋头"。

"我妈说是小区花园里挖来的，我看这么大一只，很像是广西那种荔浦芋头，吃起来很粉的、很糯的！"华先生说，他也没多想就洗净红烧了一半。这"芋头"说来也怪，烧了 3 个多小时才完全烧熟。

图 10.1 为患者拍摄下烧了 3 个小时的"芋头"及没来得及烹饪的部分。

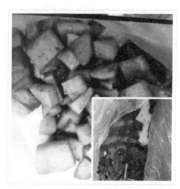

图 10.1　患者拍摄下烧了 3 个小时的"芋头"及没来得及烹饪的部分

老母亲心疼华先生，让他先吃。刚咬下麻将大小的一块"芋头"，华先生就感觉不对，整个嘴巴已经麻了，赶紧吐掉嘴巴里的"芋头"。紧接着，他开始口齿不清，直流口水，喉头发紧，后来想说话却说不出来，不一会儿，肚子也开始痛了。华先生赶紧拨打 120 急救电话，要求把自己送到浙大一院。他将还没来得及烹饪、剩下的一半"芋头"也带来了医院。

被送来抢救时，他脸色惨白，哇哇大叫，不停地干呕、流口水，喉咙肿痛得很厉害，还出现了胸闷、视物模糊的情况。

急诊科团队立即给华先生足量的激素、导泻、保护胃黏膜、大量补液、营养神经等对症治疗。经过专家的及时抢救,华先生中毒的症状才逐渐消失,脱离了危险。事后,华先生唏嘘不已,暗自庆幸自己的老母亲没中招。

海芋的汁液、根茎均有毒,小心中招

"好在患者带来了标本,吃的应该是海芋,包括他出现的口麻、胸闷等症状,这些都是海芋中毒的表现。"急诊科主任陆远强介绍,华先生吃的可不是芋头,而是有毒的海芋(图10.2)。

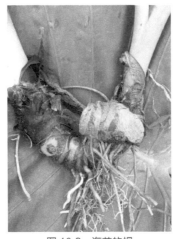

图 10.2　海芋的根

海芋又名滴水观音、滴水莲,是观赏性植物,其乳白色汁液及根茎均有毒,根茎和芋头长得很像,因非常容易混淆而引起误食。它内含结晶性海芋素、皂素毒苷、草酸钙和植物甾醇等,成人10g(约1个车厘子大小)、儿童5g即可引起中毒。

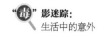
中毒方式

1.皮肤接触

碰触到汁液，会引起皮肤瘙痒、红肿和疼痛。

2.眼睛接触

表现为结膜炎、结膜充血，严重者可能会失明。

如若误食：口周及咽喉疼痛、麻木，发声困难，流口水，胃部灼痛，恶心呕吐，腹痛等，严重者还会出现神经系统中毒、窒息，甚至心脏停搏死亡的情况。

海芋中毒没有特效解毒剂，一旦发生意外，现场急救和院内急诊的连续救治尤其重要。误食中毒者应第一时间漱口、催吐并立即送医，对皮肤接触处要用大量的清水冲洗，以便降低毒性作用，减轻毒性反应。

此外，普通人很难分辨海芋与芋头，大家不要随意在野外采挖芋头食用；家长要特别注意尽量不将海芋作为盆栽，以免发生小孩子误触或误食。

扩展：这些植物也有毒，千万不要随意做“神农”

其实，在大自然中还有很多看似“李逵”实则“李鬼”的有毒植物，还有些常见的貌美植物，很难让人联想到有毒，简要罗列如下。

1.曼陀罗

我们常吃秋葵，但和它有些形似的曼陀罗全株有毒。曼陀罗属于茄科，它是《神雕侠侣》中的“情花”，可用做麻醉药或用于观赏。在毒性强度上，种子＞果实＞嫩叶＞其他，成人误食种子1~2颗即可致死。

2.夹竹桃

夹竹桃全株含有剧毒，不仅如此，包括清明花、断肠花、沙漠玫瑰等在内的夹竹桃科的大多数植物有毒。要是喜欢这类花卉，只能把它种在院子里的角落位置，不要直接养在室内。

3.石蒜科

石蒜科植物，其鳞茎多含有毒的生物碱、雪花胺，可致人呕吐、腹泻，引起皮炎。代表性的植物有中国水仙、黄水仙、朱顶红、石蒜、雪滴花、文殊兰等。

4.百合科

郁金香、秋水仙、萱草、嘉兰、黄花菜等，这类植物体内含有毒碱，对肠胃的刺激很大。新鲜的黄花菜里就含有少量的秋水仙碱，不能直接食用，而形似黄花菜的萱草的毒性更大，切忌乱碰乱吃。

5.大戟科

代表性的植物有一品红、虎刺梅、麒麟掌、龙骨、猫眼草、麻风树等。植株破损后分泌出的白色乳汁，含有一定的毒性。

6.天南星科

滴水观音、万年青、龟背竹、马蹄莲、红掌、绿萝等都属天南星科植物，多少都带有一定的毒性。

此外，风信子、杜鹃花、绣球花等也是容易被忽视的家养毒性植物。因此，提醒大家对于植物不要轻易入口，一旦出现中毒症状，一定要及早就诊。

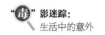

海芋，俗名为羞天草、滴水观音等，天南星科海芋属多年生草本植物。海芋茎粗壮，高可达 3m，叶聚生茎顶，叶片卵状戟形，肉穗花序稍短于佛焰苞，雌花在下部，雄花在上部。海芋产自中国华南、西南及中国台湾，东南亚也有分布。其喜温暖、潮湿和半阴环境。海芋有毒，因其外观跟芋头很相似，常被当作芋芳或香芋误食。

日常生活中，应尽量少接触有毒的绿植，尤其是有小孩的家庭更不要种植。此外，野生植物不好辨认，为了避免不必要的麻烦和伤害，请不要擅自食用野生植物。一旦误食而出现中毒症状，应立即就医，以免延误治疗和抢救时间。

11 外周神经受损！8岁学喝酒，28岁小伙如今每天至少喝1斤酒，结果……

炎炎夏日，烧烤配酒的季节又到了。浙江大学医学院附属第一医院急诊科，又迎来了年节之外的另一波绵延不绝的醉酒患者的就诊小高峰。

有喝醉酒而被玻璃瓶扎伤的，有酒后莫名其妙骨折的，有酒后把呕吐物吸入气管的，还有酒后长时间保持一个姿势昏睡进而引发横纹肌溶解的……小酒怡情，大酒伤身。28岁的小伙子阿勇在一天三顿大酒之后，忽然晕厥，被紧急送医，这已经不是他第一次因喝酒被送医抢救了。更可怕的是，在昏迷前几天，他眼珠僵直，身体像虫子一样弯曲扭动……

每天喝1斤酒，连喝10多年

浙大一院庆春院区急诊科接诊了一位陷入昏迷的小伙子阿勇。勇爸、勇妈送他们的儿子进急诊抢救室的那一刻，不禁老

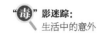
泪纵横。28 岁的阿勇，正值壮年，身高 168cm，体重却只有 50 公斤左右。从 8 岁起，逢年过节在餐桌上，长辈会逗着阿勇喝点自家酿的酒。16 岁初中毕业后，无心读书的他跟着同村开饭店的大厨学艺，练就一身的好厨艺，日常就在饭店打工。父母忙着做生意，勇爸日常也喜欢喝两口。学厨之后，原来只是跟父亲小打小闹随便喝点土烧酒的阿勇，开始无酒不欢，几乎顿顿都要整几口，平均下来 1 天 1 斤白酒绰绰有余。

虽然自己就是厨师，阿勇喝酒时对菜却向来不讲究，"酒鬼花生"就可以下酒。他还有两三个非常要好的酒友，一得空就聚在一起，不喝到酩酊大醉绝不散场。

开心也喝，不开心也喝，工作 10 多年，阿勇没攒下钱，也没能交到女朋友。2021 年 10 月，又一次喝倒后，他皮肤湿冷，口唇微紫，四肢抽搐，喊也喊不应，眼睛都不动了，甚至还出现了小便失禁。当时被紧急送来浙大一院抢救的阿勇被确诊为急性酒精中毒并发酒精中毒性脑病。经过急诊科抢救和神经内科、精神卫生科专家会诊后，才转危为安。

"也就消停了 1 个月，之后他又故态复萌，喝得反而更多了！"阿勇的妈妈说医院开的药吃完后，无论怎么劝，阿勇也不肯再到医院复诊。因为被送过医院抢救，阿勇好像找到了休息在家的借口，不肯再去上班，嫌父母唠叨，他又干脆搬出去在村里租房住。

阿勇的妈妈每天都会去看看儿子，但阿勇的状况让她越来越担心——即使没喝酒，儿子走起路来变得东倒西歪，摇摇晃晃，像极了醉酒后的表现；他洗澡因为站不稳，会摔得鼻青脸肿；有天，她到儿子住处的时间比较早，还看到阿勇发黄的眼珠僵直，身体像虫子一样在床上弯曲扭动，看得令人发毛；他衣服都穿不好，正反面也分不清楚，把裤子当上衣穿。即便阿勇这个样子，还是问他的妈妈要钱。阿勇的妈妈心疼自己的独生儿子，给了钱后叮嘱他晚上回家吃饭就去忙生意了。没等到儿子回来吃晚饭，阿勇的妈妈去出租屋一看，儿子陷入半昏迷的状态，与往常的醉酒不同，这次怎么叫他也没反应。他们赶紧拨打120将其送医。

急诊专家：这次救回来了，下次还会这么走运吗？

当晚，浙大一院急诊科主任陆远强带领团队接诊了昏迷的阿勇。面对他的急诊"二进宫"，专家痛心疾首。从上次出院至今，大半年时间过去了，阿勇的情况非但没有好转，反倒更加严重——经过一系列的相关检查后，阿勇被确诊为"韦尼克脑病""重度脂肪肝""酒精中毒"与"酒精依赖综合征"。

陆远强主任介绍，韦尼克脑病（Wernicke's encephalopathy，WE）是慢性酒精中毒常见的、由于维生素B_1（即硫胺）缺乏而引起的中枢神经系统的代谢性疾病。这种酒精性脑病是由一位名叫韦尼克的医生首次发现并命名的。经过静脉滴注维生素B_1注射液、护肝等一系列的抢救治疗，阿勇转危为安。后续，他还需要感染病科、神经内科、精神卫生科专家的进一步治疗。

"这些年，大家对喝酒伤脑有着越来越深刻的认识，喝酒引起的韦尼克脑病是最严重的酒精中毒性脑病之一，也是慢性酒精中毒常见的代谢性脑病。"陆远强主任说，长期酗酒，人体内的维生素B_1会极度缺乏（一方面是酒精影响胃肠道吸收维生

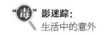

素 B_1 ；另一方面是酗酒者往往不吃饭，只喝酒，导致维生素 B_1 摄入不足），导致大脑内的神经细胞缺氧坏死，同时还会引起脱髓鞘病变，让患者的大脑和小脑都会发生病理性改变。

该病起病急，进展快，呕吐和眼球震颤是最早出现的症状，共济失调继而出现，数天之内即可发展到难以站立和步行，常伴有言语含糊、构音不连贯。

维生素 B_1 缺乏后引起的症状
- 站立困难
- 听力减退
- 吞咽困难

韦尼克脑病

韦尼克脑病多发生在 30~70 岁，平均发病年龄在 42 岁。其主要跟饮酒量有关，通常每天喝二两酒的人，一般喝 20 年左右就会发病。若能及时治疗，症状可以消失，任其发展，可能恶化为科萨科夫精神病（korsakov psychosis，又称科萨科夫综合征）或痴呆，病程持续进展的话，患者可能出现昏迷、休克，甚至心功能衰竭。

入夏以来，浙大一院急诊科已经收治了多例因饮酒被紧急送医抢救的患者。有饮酒前后同时服药而发生双硫仑反应入院抢救的患者，还有因喝酒引发脑出血、急性胰腺炎、血糖紊乱、气管误吸入呕吐物等患者。

陆远强主任再次强调，对于长期饮酒引起的外周神经受损务必要重视！因为酒精性脑病的进展比较缓慢，很难引起患者及家属的重视，虽然短期内这种对大脑的损伤是可逆的，只要戒酒或减少喝酒就能恢复。但如果长达10年、20年嗜酒，那么就会对大脑神经造成许多不可逆的损伤。

韦尼克脑病的具体表现

- 眼外肌麻痹：眼球运动障碍、眼球震颤、复视等。
- 共济失调：行走、站立困难。
- 精神障碍：注意力不集中、表情淡漠、定向力障碍、昏迷等。
- 听力减退或丧失。
- 口齿不清、吞咽困难。
- 癫痫。
- 呼吸困难、不活动、不言语的木僵状态或肢体抽搐。

怎样喝酒才能不伤身、少伤身？

到底怎样喝酒才能不伤身、少伤身？最好的办法就是不喝。如果实在避免不了，根据《中国居民膳食指南》的建议，每日饮酒，男性不超过25g，大致等同于750mL啤酒，或250mL葡萄酒，或75mL 38%酒精度白酒，或50mL高度白酒。女性不超过15g，大致等同于450mL啤酒，或150mL葡萄酒，或50mL 38%酒精度白酒，或30mL高度白酒。

此外，在喝酒之前，可吃些富含维生素B_1的食物，如粗加工的米、小麦、大豆、猪瘦肉、猪肝、鸡肝、鸡蛋等，保护自己的大脑；也可以尽可能多吃新鲜蔬果、菌菇、豆制品及杂

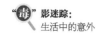

粮主食，以提高饱腹感及推迟酒精吸收；还可以选用低度酒以减少酒精给人体造成的伤害，尽量避免不同的酒种混合饮用；饮酒时，要多喝一些水，以促进酒精代谢与排出。不要嗜酒、醉酒。

　　韦尼克脑病（WE）或Wernicke-Korsakoff综合征是慢性酒精中毒常见的代谢性脑病。在中国精神疾病分类方案中，WE归类于酒中毒所致的精神障碍。及时诊断和治疗的患者可完全恢复，WE的病死率为10%~20%。WE的发病年龄为30~70岁，平均年龄为42岁，男性稍多。

　　韦尼克脑病的病因是硫胺缺乏。硫胺缺乏的原因包括孕妇呕吐、营养不良、神经性厌食、肝病、胃全部切除、恶性肿瘤、恶性贫血、慢性腹泻、长期肾透析、非肠道营养缺乏硫胺等。动物实验表明，慢性酒精中毒可导致营养不良，甚至是缺乏硫胺，后者又可以加重慢性酒精中毒。

　　为预防韦尼克脑病，应宣传酒精对人体的危害，提高全民族的文化素质，严格执行未成年人保护法，严禁未成年人饮酒，加强法律监督。重视和加强酒的精神卫生宣传，宣传文明饮酒，不劝酒，不酗酒，不空腹饮酒，治疗躯体或精神疾病，避免以酒代药。

12 酒精中毒！假期一顿大酒把他"喝"进ICU，险些没救回来，这样喝酒等于玩命！

适逢佳节，怎么少得了喝两杯？酒逢知己千杯少，但喝多误事增烦恼！在浙江大学医学院附属第一医院急诊科，中秋节后，已经接连接诊几名酒精中毒患者，"折腾"得医生既心疼又感叹，其中，最严重的一位"喝"进了ICU抢救，险些性命不保。浙大一院急诊科主任陆远强在佳节来临之际，特别提醒：小酌怡情，大醉伤身！饮酒一定要把握好"度"，不然真的危及生命！

一场宿醉，他把自己"喝"进ICU

55岁的李大伯是金华永康人，身高1.7米的他的体重有190斤。他性格开朗，为人热情乐观，平时吃得下、睡得着，还是社区游泳队里的主力队员。7年前，李大伯的妻子因病去

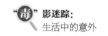
世，他独自操持唯一的儿子就业、结婚、生子等人生大事，有亲家母帮助带小孙子，他一个人乐得自在，小日子过得十分惬意。

适度喝酒

中秋佳节，李大伯应邀去兄弟家喝酒、吃大闸蟹，架不住劝酒，至少喝下一斤半主人家自己酿制的土烧酒。喝到深夜，"嗨"了的他直接"断片"，斜倚在兄弟家的沙发上"睡"着了。丧偶多年，想着李大伯即使回家也孤身一人，请客的兄弟自己也酩酊大醉，主人一家就留他睡在了沙发上。

早上，酒醒了的主人来叫李大伯起床，眼前的一幕把主人吓得不轻——李大伯皮肤湿冷，口唇微紫，四肢抽搐，喊也喊不应，眼睛都不动了，甚至还出现了小便失禁。主人意识到大事不妙，急忙拨打120急救电话，一家人把李大伯抬上了救护车。李大伯被送往当地的医院后，经过洗胃、血液净化治疗等一系列的抢救，最终苏醒过来，但是醒来后，谁也不认识，也不会说话。匆忙从家里赶到当地医院的儿子听从医生的建议，将他转诊至浙大一院急诊科。当天上午，浙大一院急诊科主任陆远强带领急诊科团队接诊了昏迷并行气管插管状态下的李大伯。陆远强主任仔细询问李大伯的儿子和前一晚一同喝酒的兄弟，并对李大伯进行了相关的一系列的检查。尤为触目惊心的是，李大伯的头颅CT显示他的脑水肿明显，最终被确诊为急性酒精中毒并发酒精中毒性脑病，同时还伴有呼吸衰竭和横纹肌溶解综合征。经过近1周的急诊重症监护室的抢救治疗，李大伯才脱离了生命危险，经过一段时间的治疗，最终平安出院。

酒精中毒，怎么会让性命堪忧？

浙大一院急诊科主任陆远强介绍，大量饮用酒精制品而引起的中毒又称乙醇中毒，有急性酒精中毒和慢性酒精中毒之分。而**急性酒精中毒**是急诊科最常见的中毒之一，是指由于短时间摄入大量酒精之后出现的中枢神经系统功能紊乱的状态。

临床上将急性酒精中毒分为三期：兴奋期表现为头疼，心跳快，话多，也有人表现为沉默；共济失调期表现为肌肉协调不够，走路摇晃，说话不顺，恶心呕吐等；昏迷期表现为昏睡，血压降低，心率快，严重的会出现呼吸衰竭。"逢年过节，急性酒精中毒的发病率居高不下，近些年总体呈节节攀升的趋势。送到浙大一院的这些患者，大多情况严重，有的甚至因喝酒送命！"陆远强主任介绍，饮酒后乙醇会被胃和小肠迅速吸收，5分钟即可在血液中被发现，30~90分钟达最高的浓度，并分布到全身各处。它从尿、汗液及呼气排出少量，95%以上在体内（主要在肝脏）代谢。酒精的中毒量和致死量因人而异，中毒量一般为70~80g，致死量为250~500g。小儿的耐受性较低。致死量上，婴儿的为6~10g，儿童的约为25g。酒精的吸收率和清除率有个体差异并取决于很多的因素，如：年龄、性别、体质、营养状况、吸烟、饮食、胃中现存的食物、胃动力、是否存在腹水、肝硬化及长期酗酒等。

酒精更可怕的地方还在于，它是一种脂溶性的物质，能够快速通过人体的血脑屏障，导致大脑内的酒精浓度升高。长期高浓度的酒精浸泡下，人体的神经细胞容易脱水、变性，甚至坏死，从而严重损害中枢神经系统。

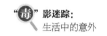
"李大伯长期爱喝酒，外加这次'豪饮'，就出现了急性酒精中毒或中毒性脑病，发生严重的代谢紊乱，严重影响到其呼吸、心跳及血压等各项生命体征。外加酒精直接使人体肌细胞鞘膜和线粒体受到毒害，导致肌细胞溶解坏死。他又在朋友家长时间处于昏睡状态，自身压迫背肌、臀大肌及大腿后肌群，进而导致横纹肌溶解，横纹肌溶解后肌红蛋白堵塞肾小管，又导致了他的急性肾损伤。"陆远强主任详细分析李大伯的病因。经过外院的血液净化，以及浙大一院急诊科强有力的生命支持、抗感染、降颅压、碱化尿液及补充维生素等一系列的治疗，李大伯才最终转危为安。

"酒精"沙场，其实全身多处器官很受伤

"作为急诊科医生，我们最怕的还是呕吐，因为喝酒了势必会使胃内容物比较多，呕吐以后一旦窒息，很快会出现呼吸心搏骤停，酿成不可挽回的结果。"陆远强主任介绍，除了窒息，酒精还可诱发心脏病，比如冠心病、冠脉痉挛，进而发生心源性猝死，还可能引发脑出血、胰腺炎、血糖紊乱等。这些病患都曾是在浙大一院急诊科发生过的、活生生的例子。

专家介绍，长期过量饮酒对健康的危害很多，喝酒其实百害而无一利——可损伤肝脏、神经精神系统、胃肠道、心血管系统、生殖系统等，引起酒精性肝病、酒精性肝硬化、酒精中毒性脑病、酒精中毒性精神病、食管炎、胃炎，甚至是食管溃疡、胃溃疡、高血压、冠心病、脑梗、脑出血、精子生成障碍、骨质疏松等疾病，更是诱发消化道癌症的高风险因素。

一旦酒精成瘾，还会表现为逐渐加重的人格改变和智能衰

退（即痴呆），患者会变得自私、孤僻、迟钝，缺乏社会责任感，不关心家人；情绪不稳，易激惹；思维缓慢，记忆减退，智力下降，对饮酒有强烈而不可克制的意向，停止饮酒就会感到心里难受，百爪挠心，甚至还会有肢体震颤和谵妄，产生幻觉或嫉妒妄想等精神障碍，并常伴有各种内脏器官的严重病变，这种伤害往往是不可逆的。

此外，专家提醒大家，任何人**在服药期间都不适宜饮酒**。如果在饮酒前后同时服药，非常容易发生双硫仑反应，轻者诱发身体不适，重者甚至会危及生命。这些药物以头孢类抗生素最为常见，其他药物如解热镇痛药、镇静催眠药、抗过敏药、降糖药、抗癫痫药、抗心绞痛药、降压药、止血药、抗凝血药、利尿药、抗抑郁药等，在饮酒期间服用，均有可能威胁生命。

陆远强主任进一步强调过量饮酒对人体的健康有百害而无一利，少喝为好，不喝最好。服药期间严禁喝酒，别等到送急诊抢救时才追悔莫及。有长期过量饮酒习惯的患者如果怀疑产生了酒精依赖，应该尽早到正规医院寻求治疗。

小 知 识

酒精中毒俗称醉酒，是指患者一次饮大量酒精（乙醇）后发生的机体机能异常状态，对神经系统和肝脏的伤害最严重。医学上将其分为急性中毒和慢性中毒两种。前者可在短时间内给患者带来较大的伤害，甚至可以直接或间接导致死亡。后者给患者带来的是累积性伤害，如酒精依赖、精神障碍、酒精性肝硬化及诱发某些癌症（口腔癌、舌癌、食管癌、肝癌）等。由于一些社会原因，近年的发病率有上升趋势，而且由于不法分子用工业酒精兑制假酒，工业酒精中毒也时

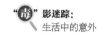
有发生，并且中毒人数多，覆盖面广，后果极其严重，致残及死亡率均较高。一般情况下，乙醇中毒与饮酒量多少、酒精浓度、饮酒速度以及是否空腹等因素有关，同时也与饮酒者的个体差异有关，常饮酒的人对酒精的耐受剂量可能大一些，有些人的耐受能力则相对较低。据有关资料统计，成人的平均致死剂量为 250~500g。如饮酒的同时服用了镇静催眠类药物，则乙醇的毒性更大。当胃中无内容物时，摄入乙醇30~90 分钟，血液中的乙醇达到峰值。

为预防酒精中毒，有以下建议。

1.不酗酒，避免酒精滥用。

2.培养新的爱好或参加志愿劳动等，来代替对酒精的依赖性。

3.实行酒类专卖制度。

4.开展反对酗酒的宣传教育，对沉溺酗酒者应劝其戒酒，并接受心理治疗。

13 吃了毒鹅膏菌，徘徊生死边缘！专家：别再吃野生蘑菇了！

"红伞伞，白杆杆，吃完一起躺板板。

躺板板，睡棺棺，然后一起埋山山。

埋山山，哭喊喊，亲朋来家吃饭饭。

吃饭饭，有伞伞，全村一块死完完。"

……

这首魔性极强的云南儿歌，日前在网络上广为流传。话糙理不糙，炎炎夏日，雨水过后，野生蘑菇长个不停。因蘑菇中毒被紧急送来浙江大学医学院附属第一医院急诊科抢救的患者数量开始攀升，一对父子、一对情侣、两户人家，几次徘徊在死与生的边缘。浙大一院急诊科主任陆远强痛心呼吁："别为了一口尝鲜，以身犯险！这种悲剧不要一年年上演！"

6月至今，充沛的雨水让全省各地野生蘑菇生长、繁殖旺盛。口味鲜甜的野生蘑菇汤回味无穷，而后患也是无穷的。

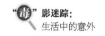
绍兴：一碗汤撂倒一家人

"没想到会这么毒！"在急诊观察病房里，54 岁的勇婶一边抹眼泪，一边照顾着还卧病在床、身体虚弱的丈夫勇叔。蘑菇中毒不仅引发了勇叔急性肾衰竭，雪上加霜的是，勇叔又合并发作了急性胰腺炎、感染性休克，需要接受进一步的治疗，目前吉凶未卜。

勇叔、勇婶是绍兴人。6 月底的一天，儿子小勇从郊外的小山上采摘了两把新鲜的野生蘑菇，特地带回家给父母尝鲜。勇叔夫妻俩烧了最拿手的蘑菇汤和几样好菜准备大吃一顿。

习惯把好东西留给老公、儿子的勇婶稍微象征性地吃了两口野鲜菇，父子俩不仅吃光了剩下的蘑菇，还把蘑菇汤全部用来拌饭。晚上 11 点，吃蘑菇较多的勇叔最先发作，紧接着勇婶、小勇也开始上吐下泻，头晕目眩，十几趟厕所跑下来，虚弱得只能躺在床上**抱着脸盆呕吐**。全家人一开始都以为是吃坏了肚子，挨到天亮。勇叔开始意识不清，吓得魂飞魄散的勇婶紧急拨打 120 将他们送往当地医院。

绍兴的当地医院高度怀疑是误食毒蘑菇中毒，建议转送至浙大一院进一步治疗。

嘉兴：一盘菜毒倒小情侣

紧接着没两天，来自嘉兴的一对小情侣，也被一筐"野蘑菇"撂倒了。"在我们心里，山珍海味都比不上菌子的鲜，没想到两个人会中毒这么严重。"7 月初，一位同乡送孱弱的小樱和其男朋友来到浙大一院急诊科时对接诊医生如是说。当时，被送来的这对情侣的生命体征还算稳定，但是病情进展非常快，很快就出现严重的凝血功能障碍和全身多脏器衰竭，并且出现了意识障碍。

小樱和其男朋友阿华在嘉兴打工，趁休息日，两人外出游玩时，看到野外一朵朵"小白菇"非常可爱，忍不住采回许多。小樱还用手机拍摄短视频记录下了两人的"大收获"。他们怎么也没想到，这些外观形似从小吃到大的"那种"野蘑菇竟会夺命！

7月5日，浙大一院急诊科接诊小樱和阿华的时候，两人已经恶心、呕吐伴腹痛、腹泻3天。期间，他们曾求助当地的小诊所开了一些口服药来止泻、止痛。症状没能好转，反倒愈发严重。随着症状加剧，这对情侣被紧急送往当地医院，当地医院表示束手无策，建议转诊至浙大一院。

朋友圈、短视频真实记录："山中的新发现"撂倒两家人

中毒的两户人家中，一户来自杭州市萧山，一户来自杭州市临安。萧山人徐先生酷爱毅行，一有空，就带着他的妻子登山徒步，这个爱好已经坚持了10多年。某日早晨，他和妻子没有按照常规的游步道登山，而是循着小路攀爬杭州五云山，路上看到长满青苔的石缝里冒出的一朵朵"小白菇"非常可爱，就忍不住采摘起来。

徐太太摘了十几朵"小白菇"（图13.1）下山，还同时发了一条朋友圈——"山中的新发现"。

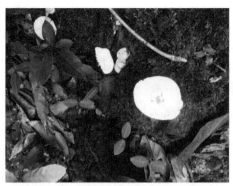

图 13.1 徐太太拍摄的"小白菇"

回家后，两人将蘑菇和丝瓜一起炒了作为午饭，晚上又将没吃完的丝瓜炒蘑菇全部"一扫而光"。晚上 11 点，吃蘑菇较多的徐先生最先发作，出现上吐下泻、头晕目眩的症状，二三十趟厕所跑下来，虚弱到只能躺在床上**抱着脸盆呕吐**。症状较轻的徐太太先将徐先生送往某省级医院就诊后也病倒了。随着两人的病情不断加重，该院建议转送至浙大一院进一步救治。

无独有偶，临安的程大伯一家三口也因为采的一筐"野蘑菇"中招了。"这些菌子从小吃到大，我怎么也没想到这次吃会中毒！"那日清晨，上山接水管的程大伯发现了大片的野蘑菇，他特地选了黑色、灰色、红色的三种采摘带回家里，收获颇丰。他还美滋滋地配乐发了短视频。

野蘑菇鲜美无比，中午烧汤后，仅仅尝了几口的程大伯就再也舍不得吃。将大量的蘑菇汤留给了儿子和 2 岁半的小孙子。吃了几勺蘑菇汤不久，小孙子就拉了 3 次水样大便。担心对小孩子的肠道不好，晚饭时，儿子一人吃光了剩余的蘑菇汤。晚上9点，腹痛难忍的儿子开始上吐下泻，坚持到次日中午已经虚脱。最终，祖孙三人被送往医院。

专家痛心：年年讲，却年年有人以身犯险

"每年这个季节，我们急诊科所有医生的心都是悬着的，生怕有人又乱吃野生蘑菇中毒！"浙大一院急诊科主任陆远强说，毒蘑菇中毒时患者必须在24~72小时内进行血浆置换，越早救治，生还的可能性越大。

上述患者被送来抢救的当天，陆远强主任几乎是同一时间火速联系浙江省疾控中心专家徐小民加班加点进行鉴毒、化验。血液和尿液的检测结果显示——父子俩和小情侣都是鹅膏毒肽中毒！徐姓夫妇系鹅膏毒肽中毒！程大伯父子因中毒时间较长，体内已经无法检测出鹅膏毒肽的成分。确定是吃了毒鹅膏菌！

毒鹅膏菌的介绍

在我国，食用毒蘑菇导致的中毒死亡80%是由鹅膏菌属中的种类所引起的。剧毒的鹅膏菌是毒蘑菇中比较好识别和区分的。它具有菌盖、菌柄、菌环和菌托，通俗地说，就是"头上戴帽（菌盖）、腰间系裙（菌环）、脚上穿鞋（菌托）"的蘑菇就是鹅膏菌，这类蘑菇大部分是有毒的。

"在我省历年常见的蘑菇中毒事件中，致死性最强、毒性最大的就是这种鹅膏毒肽！"陆远强主任介绍。剧毒蘑菇极易造成肝损伤。他指导相关的医务人员立即启动血浆置换、血液灌流治疗方案，以去除患者血液中的毒素。与此同时，内科进行保肝治疗，第一时间联系输血科主任谢珏，告知患者的病情，

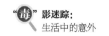
申请大量用血治疗。鉴于蘑菇中毒患者人数有增无减，抢救需要争分夺秒，输血科立即启动医院临床应急用血工作预案，并着手成立蘑菇中毒患者血浆置换工作讨论小组，与急诊科主任陆远强沟通讨论后建立了规范有效的"蘑菇中毒患者血浆置换临床用血申请流程"。输血科值班人员按流程紧急动用库存备用血浆，保障患者抢救用血，同时向省血液中心反映突发大量抢救用血的实情，争取充足的血液来保障患者连续三次的输血抢救治疗。肾脏病中心张萍主任医师带领血液净化中心团队加班加点帮助患者进行了血浆置换，人均每次置换血浆的数量约为 1500~1700mL。

陆远强主任介绍，误食毒蘑菇的患者通常要在 6~24 小时后，才会出现中毒的症状。中毒者会饱受腹部绞痛、呕吐以及重度脱水性腹泻的折磨。起初，很多潜伏期长的中毒者会误以为自己的症状与误食毒蘑菇无关，仅仅只是"肠胃炎"。

尤其在 1~2 天内，胃肠道症状消失后，中毒患者再次没有了明显的症状，特别容易造成一个康复的假象，此时为患者"假愈期"。殊不知，在此期间，毒素会偷偷地破坏中毒者的肝脏。它会和人体内负责产生新蛋白质的一种酶结合并使其失效。缺少了这种酶，细胞便不再工作，最终的结果就是肝功能衰竭。如果没有接受及时、准确的治疗，中毒者很快就会发生器官衰竭、休克，最后死亡！

误食含鹅膏毒素的剧毒蘑菇而引起的中毒症状的四个阶段

　　1.潜伏期（6~12 小时）

　　　误食鹅膏菌后，一般发病较慢，有 6~12 小时的潜伏期，具有潜伏期这一特点对于中毒诊断具有很高的价值，因为食用大多数其他有毒蘑菇后，2小时以内就表现出症状。

2.急性胃肠炎期（6~48小时）

潜伏期过后出现恶心、呕吐、剧烈腹痛、"霍乱型"腹泻等肠胃症状。

3.假愈期（48~72小时）

急性胃肠炎期过后，症状消失，近似康复，1~2天内无明显易见的症状，容易给临床医生和患者造成一个康复的假象。在这个阶段，尽管临床症状得到改善，但肝功能酶谷草转氨酶、谷丙转氨酶和胆红素开始上升，肾功能也开始恶化。

4.内脏损害期（72~96小时）

假愈期过后，病情迅速恶化，出现肝功能异常和黄疸，肝大，转氨酶急剧上升，严重的高达几千甚至几万，随着这些酶活性的急剧增加，肝肾功能恶化，凝血功能被严重扰乱，引起内出血，最后导致肝、肾、心、脑、肺等器官功能衰竭，5~16天患者死亡。

误食有毒蘑菇后怎么办？

专家强调，就算有人真的认对无毒的蘑菇品种，但是在野外，无毒的蘑菇常常与有毒的蘑菇混生，很容易沾染毒蘑菇的菌丝。所以，即便吃的蘑菇是无毒的品种，仍然会有中毒的危险。

如果有人冒险吃野生蘑菇而出现中毒症状，一定不能慌张，要这样做：

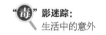

1.禁食

如果身体发生不适，要立即停止食用蘑菇。

2.就医

立刻到正规医院进行专业救治。因为存在"假愈期"，在中毒初期症状得到缓解时，仍应留在医院积极接受治疗，观察一段时间，确保病情稳定好转再出院。有人发生中毒后，一起食用过毒蘑菇的人无论是否有中毒症状，都应该立即到医院进行检查。

3.催吐

在中毒者神志清醒的情况下，可用手指扣咽部或用器具压迫舌部引起呕吐。可反复尝试，尽量把胃内的食物呕吐出来，以减少毒素吸收；在中毒者出现昏迷的情况下，则不宜进行人为催吐，以免引起窒息。

4.留样

如果蘑菇还有剩余或者采摘时留有视频影像资料，可将其拿给医务人员检查，以便尽快确定中毒原因并进行对症治疗和判断预后。

目前，世界上尚无治疗毒蘑菇的特效药，比起早期催吐、洗胃、导泻、透析（减少毒素吸收）、对症支持治疗，不采不吃才是最为正确的方式。

小 知 识

　　毒蘑菇又叫做毒蕈，是人或动物食用后产生中毒反应的一类大型真菌。我国约有100种毒蘑菇，常见的可致人死亡的至少有10种。毒蘑菇的毒性非常强，所含毒素也非常复杂，经烹调加工或者晒干都不能彻底消除毒素。

毒鹅膏菌又称绿帽菌、鬼笔鹅膏、蒜叶菌、高把菌、毒伞，在国外还被称为"死亡帽"。子实体一般中等大。菌盖表面光滑，菌盖初期近卵圆形至钟形，表面灰褐绿色、烟灰褐色至暗绿灰色。菌肉白色。菌褶白色，菌柄白色，细长，圆柱形，基部膨大而呈球形，内部松软至空心。菌托较大而厚，呈苞状，白色。菌环白色，生于菌柄之上部。夏秋季在阔叶林中地上单生或群生，分布在中国江苏、浙江、江西、湖北、安徽、福建、湖南、广东、广西、四川、贵州、云南等地区。含有鹅膏肽类毒素的蘑菇主要有鹅膏属、盔孢伞属和环柄菇属中的一些种类，但导致人们中毒死亡的绝大多数是鹅膏菌属的种类。在欧洲，95%的毒蘑菇中毒死亡是由毒鹅膏菌所致。此菌含有毒肽、毒伞肽两大类毒素。中毒后的潜伏期长达24小时左右。发病初期有恶心、呕吐、腹痛、腹泻，此后1~2天内症状减轻，似乎病愈，患者也可以活动，但此时毒素已经进一步损害肝、肾、心脏、肺、脑等重要器官。患者的病情很快恶化，出现呼吸困难、烦躁不安、谵语、面肌抽搐、小腿肌肉痉挛等。随后病情进一步加重，出现肝、肾细胞损害，黄疸，中毒性肝炎，肝大、肝萎缩，最后昏迷。由于毒蘑菇的毒性十分强烈，危害巨大，因而建议大家不要随意采食野生蘑菇，以防中毒。

我国每年都有毒蘑菇中毒事件发生，以春夏季最为多见，常致人死亡。毒蘑菇中毒按中毒的症状分急性肝损害型、急性肾衰竭型、胃肠炎型、神经精神型、溶血型、横纹肌溶解型和光过敏性皮炎型等7个类型。毒性较强的蘑菇毒素主要有鹅膏肽类毒素（毒肽、毒伞肽），鹅膏毒蝇碱，光盖伞素，鹿花毒素，奥来毒素。灰花纹鹅膏菌，是世界上最毒的蘑菇之一，它的毒素可以损害肝脏，致死率极高。其毒素对人体

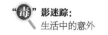

的致死量为每千克体重 0.1mg，一个长 8~9cm 的蘑菇所含的毒素即足以使一个体重约为 75 千克的成年人死亡。

　　预防毒蘑菇中毒"三不要"：不要采、不要买、不要吃。去郊外时，不要因为好奇或为满足口腹之欲采摘野生蘑菇，因为还没有找到快速可靠的毒蘑菇肉眼鉴别方法，因此，不要轻易采摘不认识的蘑菇；请勿在路边摊贩随便购买蘑菇，即使在正规市场上购买野生蘑菇，也不能放松警惕，尤其是没吃过或不认识的野生蘑菇，不要偏听偏信，不要轻易购买；家庭要慎食野生蘑菇，集体聚餐、餐饮服务、民俗旅游等不要加工食用野生蘑菇，以确保饮食消费的安全。

14 大青褐伞蘑菇中毒！一家四口吃了自家长出的新鲜蘑菇，全部中毒

眼下雨量充沛，温度适宜，最适宜蘑菇生长。各种各样的蘑菇让人垂涎欲滴，爱它品种的多样，爱它富含的营养，爱它鲜甜的口感，每年吃一场。这美味，这诱人的口感，抵挡得住吗？

最近，浙江大学医学院附属第一医院急诊科又接诊了一家四口毒蘑菇中毒的患者，急诊科主任陆远强痛心呼吁："年年说，年年有人吃！误食毒蘑菇的后果很严重，治疗很困难！会有生命危险！"

吃了自家葡萄园里长出来的蘑菇，一家四口全被毒倒

"真没想到会有毒！"在急诊观察病房里，53岁的王婶躺在病床上有气无力，仍忍不住后怕。隔壁几张床，分别躺着她的老公、儿子，还有她的妹妹，都因毒蘑菇中毒被收治入院。

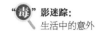
　　某日清早，家里种植有大片葡萄的王婶在自家果园里发现了一簇簇新鲜的蘑菇（图14.1）。一朵朵洁白可爱的蘑菇呈环状分布，犹如珍珠散落在田埂上。圆滚滚、胖嘟嘟的伞盖，长着一副人畜无害的模样，让人忍不住手痒痒摘个一干二净。

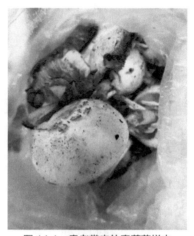

图14.1　患者带来的毒蘑菇样本

　　王婶曾听街坊邻居和新闻报道提过进食野外蘑菇导致中毒的事件，所以在野外看到蘑菇一般都不碰不采。但她转念想到，这是"自家果园里长的蘑菇，应该不会有毒"。勤俭持家的王婶就地取材，放心地拿蘑菇烹饪了。她将采来的蘑菇分成两份，当天中午给全家人烧了一道"榨菜蘑菇汤"，下午打算用剩下的一半炒菜吃。

　　当天中午，一家四口把蘑菇汤拌饭"吃得干净"。结果，还没到晚饭时间，王婶和其老公、儿子、她的妹妹陆续出现头晕目眩、上吐下泻。家里两个卫生间瞬间不够用了，后面几个人虚弱得只能躺在床上**抱着脸盆呕吐**。王婶的老公纳罕"明明吃得很清淡，怎么会上吐下泻？"儿子听说王婶的蘑菇是自家地里采来的，当即意识到可能是中毒了，连忙拨打120，一家人被送往当地医院急救。他们随身携带了没吃完的另一半的新鲜蘑菇。

当地医院高度怀疑是误食毒蘑菇中毒，立即予以洗胃处理，减轻体内毒素。接着，王婶一家被转诊至对浙大一院急诊科进一步治疗。

浙大一院急诊科主任陆远强带领团队接诊了王婶一家，仔细看了王婶带来的蘑菇。陆远强主任第一时间判断导致中毒的是"大青褶伞"。它俗称"铅绿褶菇"，是我们国家引起毒蘑菇中毒事件最多的、最常见的一种毒蘑菇。与此同时，陆远强主任几乎是同一时间火速联系浙江省疾控中心专家徐小民周末加班加点进行鉴毒。

根据外观、蘑菇特征以及毒物检测鉴定，一家四口确系"大青褶伞"中毒。陆远强主任介绍，"大青褶伞"主要含有青褶伞素，是一种胃肠炎型毒素，能够造成严重的胃肠道中毒反应，发病快，主要表现为恶心、呕吐、腹痛、腹泻、全身无力等，往往在食用几个小时内就开始出现明显的症状。中毒的持续时间较短，多在1~3天好转，预后良好。严重者可因剧烈呕吐及腹泻，出现脱水及电解质紊乱，甚至休克等。

经过救治，王婶一家四口很快就脱离危险。出院时，王婶万分感慨："这顿不要钱的野蘑菇，是吃过'最贵'的野味了，以后再也不敢乱采、乱吃了！"

大青褶伞在我国的分布极广，而且一年四季均会生长，集中出现在6~10月。公园或小区草坪上、菜地里、路边绿化带、荒地及垃圾堆旁，随处可见它的踪影，是离我们最近的毒蘑菇之一。"它的菌盖在幼时为半球形，像竖着的鸡蛋，中部稍突起，顶端点状浅褐色斑驳，成熟后菌盖平展如伞，大可如碗口。菌肉菌褶松软，初为污白色，逐渐变为浅青绿色，掰开或损伤后，青绿色越发明显，所以又被称为铅绿褶菇。"陆远强主任介绍，每年浙大一院急诊科都会接诊形形色色的毒蘑菇中毒患者。这些毒蘑菇中除大青褶伞（图 14.2）外，还有鹅膏菌、盔孢伞、丝盖伞、丝膜菌等。

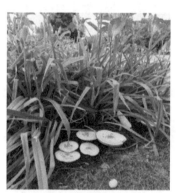

图 14.2　大青褶伞示意图

不同种类的毒蘑菇的**中毒症状**不一样，可分为**急性肝损害型、急性肾衰竭型、胃肠炎型、神经精神型、溶血型、横纹肌溶解型和光过敏性皮炎型** 7 种类型。其中，浙江省主要的剧毒蘑菇的中毒症状类型包括急性肝损害型、急性肾衰竭型和横纹肌溶解型 3 类。另外，误食毒蘑菇后，引起的**精神症状**主要表现为**流涎、流泪、潮热、谵妄、精神错乱、幻视、幻听**等。

毒蘑菇的认知误区

全世界已知的毒蘑菇超过 1000 种，我国大约有 435 种。由于野生蘑菇的形态多种多样，非专业人员仅凭经验，靠形态、气味、颜色等特征来辨识非常困难。同时，老百姓对毒蘑菇的识别也存在一些误区（表 14.1）。

表 14.1　对毒蘑菇的认知误区

一些流传的"经验方法"	对错	真相
以前吃过"同样"的蘑菇不会中毒	错	外观相似的蘑菇，也可能是不同的品种，或者发生变异，甚至可能被有毒物质污染
鲜艳好看的蘑菇有毒，色淡普通的蘑菇没毒	错	难看的蘑菇也可能有毒，颜色鲜艳的蘑菇也有可食用的
蘑菇跟银器、生姜、大米、生葱一起煮，液体变黑的有毒，没变颜色的没有毒	错	实验证明毒蘑菇与银器、生姜等同煮不一定变黑
可食用的无毒蘑菇多生长在干净的草地或松树、栎树上，有毒蘑菇往往生长在阴暗、潮湿的肮脏地带	错	蘑菇不含叶绿素，无法进行光合作用自养，只能寄生、腐生或与高等植物共生，生长环境不分"干净"和"肮脏"，更与蘑菇的毒性无关
虫子不吃的蘑菇有毒	错	不少毒蘑菇都会长虫子，被蛀蚀

陆远强主任强调，目前尚没有简单易行、快速有效的方法来识别蘑菇是否有毒。对于毒蘑菇中毒的治疗也缺乏特效解毒药。即使来到大医院救治，重症的中毒患者也只能依靠血液净化、人工肝或肝移植等治疗，价格昂贵，技术要求高，抢救的成功率有限！误食毒蘑菇的后果很严重，治疗很困难！所以，

不采摘、不购买、不食用野生蘑菇，是预防和控制毒蘑菇中毒的关键！

如若发生误食野生蘑菇而有中毒症状时，该怎么办？

1.**催吐或导泻**。在中毒者神志清楚的情况下尽快催吐，把胃内容物吐出来以减少毒物的吸收，减轻中毒的程度。腹泻较轻的，可服用少量的泻剂，加快毒素排除。

2.**立即就医**。误食后，无论是否出现症状，都应立即到正规医院救治或拨打 120 急救电话。

3.**保留毒蘑菇样本**供专业人员救治参考。将食用的蘑菇拍照并携带剩余的蘑菇样品，以便专业人员鉴定蘑菇的种类，确定有效的治疗措施和判断预后。

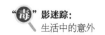

小 知 识

　　大青褶伞[*Chlorophyllum Molybdites*（G.Mey.）Massee]，又称青褶伞、大青褶皱伞，在南方的一些地区被叫作青褶环伞、铅绿褶菇、绿孢环柄菇、毒绿褶菇，是一种大型真菌，隶属于真菌界，担子菌门，伞菌纲，伞菌目，伞菌科，褶伞属。该菌广泛分布于世界各地的温带和亚热带地区，在中国主要分布于广东、海南、湖南、江苏、四川、西藏、香港和云南等省份，于夏秋季生长在草坪、阔叶林或云南松等地上。大青褶伞的宏观结构为：子实体中等至大型。菌盖的直径为8~17cm，初半球形，成熟后近平展，有时中央具钝脐突，表面白色，具褐色至黑褐色鳞片；菌褶离生，较密，不等长，幼时白色，成熟后浅绿色至绿褐色，干燥后蓝绿色至灰绿色；菌柄长 10~18cm，直径 0.8~1.5cm，圆柱形，近白色，近基部稍膨大；菌环上位，多宿存，双层，上表面呈白色，下表面呈褐色。

　　大青褶伞的主要鉴别特征为菌褶成熟后呈蓝绿色，孢子浅橄榄色，褶缘囊状体宽棒状，极易与可食的粗鳞青褶伞（*Chlorophyllam Rhacodes*）相混淆，但后者菌褶成熟后呈白色，且孢子无色。由于大青褶伞具有菌环，有时会将其与剧毒的鹅膏（*Amanita*）种类相混淆，尤其是白色的剧毒鹅膏种类，如致命鹅膏（*Amanita Exitialis*）、黄盖鹅膏白色变种（*A.subjunquillea var.alba*）、淡红鹅膏（*A.pallidorosea*）和裂皮鹅膏（*A.rimosa*）等。但值得注意的是，几种剧毒鹅膏在菌柄基部具有菌托，且菌环一般为膜质、单层，菌褶也为白色至奶油色。

　　大青褶伞可引起胃肠炎型中毒，中毒的潜伏期为1~6小时，大部分中毒患者在进食1~3小时后会出现恶心、呕吐、腹痛、腹泻，大便呈稀水样便，部分出现血性稀水便，虽然部分患者的症状十分严重，但一般的致死率很低。治疗上主要包括保肝、糖皮质激素、补液等对症支持治疗。大青褶伞与一些可食用的蘑菇形态相似，也易与部分剧毒的鹅膏菌混淆，因此，避免随意进食野外采摘的蘑菇，以免中毒。

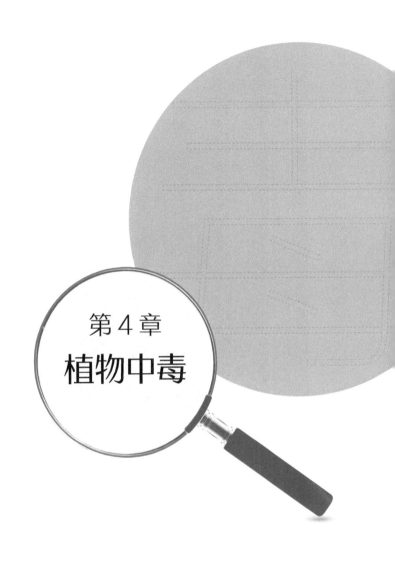

第 4 章

植物中毒

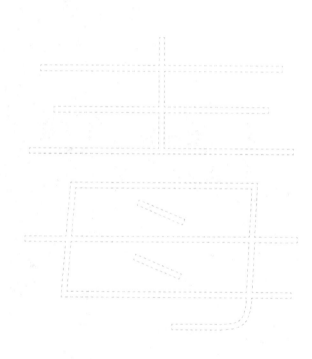

15 偏方进补？34岁男子用附子炖肉被送医抢救。这些中药材不能自己乱吃！

季节交替凉意急，顺天应人养精气；衣食住行有规律，食补药养来调剂。天气寒冷，不少人会想到吃碗热腾腾的药膳驱寒补身、强身健体，但一菜一汤皆学问，吃得不对可能危害身体健康。现在，有人因自己给自己找偏方进补被紧急送来浙江大学医学院附属第一医院。

34岁男子偏方进补，被送来急救

近日，34岁的大华因持续全身发麻、心悸、头晕被送来浙大一院急诊科就诊。被送来时，他意识模糊，呈休克状态。当班的急诊科医护人员立即给大华进行检查，他的血压低于正常值，心电监护显示严重的心律失常，随时可能出现心室停搏，诱发心源性猝死。

大华的家属介绍，发病前大华在家里吃了附子炖猪脚，此

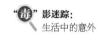
前一直有用附子进补的习惯。"这是典型的乌头碱中毒而导致心律失常的表现！会要命！"情况紧急，急诊科主任陆远强闻讯而来，他立刻组织当班医生进行抢救。

大华走南闯北做木材生意，见多识广，还在云南办了多年的木材加工厂。云南民间素有"土黄进补"的习俗，在当地深耕多年的他，每年此时都会看当地人吃附子炖羊肉、草乌炖鸡进补。"我自学中医，知道附子具有回阳救逆、补火助阳、散寒止痛的功效。当地很多人说吃了这个后浑身发热，整个冬天不怕冷！"大华带着从云南当地买来的附子返回金华过春节。新冠病毒感染之后，他总感觉身体虚弱、腰酸背痛、手脚冰凉，便使用附子炖肉给自己补身体。

"当地说附子、草乌虽然有毒，但只要煮得好、煮得透，食用后也不会中毒！"正是这种想法害了大华！担心身体不适应，前两次大华只用了小指甲盖大小的附子炖羊肉，吃完后觉得后背发热、效果不错，渐渐地，胆子大了起来。正月初六，大华将一大把附子配合其他几味药材炖猪脚吃，连吃了三大碗后，还把汤喝得一干二净，结果就出现了开头可怕的一幕。

在进行3次血液灌流及其他的护胃、营养心肌、补液等处理后，大华的症状逐渐得到缓解，后续要在急诊科中毒病房接受进一步的综合治疗。他事后回忆，那种全身麻木没法动弹、被紧紧扼住喉咙无法呼吸的濒死感让他后怕不已，以后再也不敢胡乱进补药膳了。

乌头碱的中毒危害巨大

陆远强主任介绍，让大华徘徊在生死边缘的毒物，正是民间常用的中药材附子。附子是毛茛科多年生草本植物乌头的子根加工品，它和川乌、草乌、雪上一枝蒿等均为乌头属植物，都含有乌头碱、次乌头碱、中乌头碱等多种生物碱，对人体的毒性极强，仅 0.2mg 的乌头碱就足以让成人中毒，而 3~4mg 甚至可以导致呼吸衰竭或严重的心律失常，最终导致死亡。幸好，乌头碱中毒是可以通过血液化验等方法进行检测的。

乌头碱中毒后的主要表现

1.神经系统

口舌及全身麻木，头晕，眼花，视物模糊，重者躁动不安，肌肉强直，抽搐，意识不清，甚至昏迷。

2.循环系统

由于迷走神经兴奋，心肌应激性增加，可有心悸、胸闷，甚至心搏骤停。

3.呼吸系统

呼吸急促，发绀，应激性肺水肿，出现呼吸衰竭。

4.消化系统

恶心，呕吐，腹痛，腹泻。

目前，针对乌头碱中毒没有特别及时有效的解毒方法，主要的抢救措施是洗胃、导泻、补液和血液灌流等方法来加速毒物的排出，阻止吸收。同时，根据临床心律失常的类型，对症用药。陆远强主任强调，一旦出现中毒症状，建议立即拨打120求救，无论症状的轻重，均需在医务人员的专业指导下进行救治。

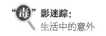
夺命附子，不能盲目配食

浙大一院中药房主任马成坚副主任中药师介绍，附子是乌头的子根，附子具有回阳救逆、补火助阳、散寒止痛的功效。当正确使用时，在中医临床中附子可谓是难得的救命良药。例如，对于阳气暴脱、脉微欲绝、休克的病症，可以使用参附汤；而对于回阳救逆的情况，可用四逆汤；对于阳虚水泛引起的水肿问题，可以采用真武汤，这些临床应用均取得了非常显著的疗效。然而，需要注意的是，作为燥烈之品，附子的毒性很大，具有明显的心脏毒性和神经毒性。其毒理学机制主要是影响电压依赖性的 Na^+ 通道，干扰神经递质的释放和受体变化，以及促进脂质的过氧化和心脏、肝等的细胞凋亡。因此，在应用附子时，务必确保经过适当的炮制处理，才能将其用于内服。这样，才能安全有效地发挥其药效，避免潜在的毒性问题。

由于附子的毒性较强，容易中毒，国务院已将其列入《医疗用毒性药品管理办法》进行管理，须在医生指导下进行购买和使用。药用附子一般经专业人员炮制为**盐附子、黑顺片、白附片**，此时毒性强的乌头碱已经基本裂解。

《中国药典》（2015 年版）规定，药用炮制后的附子每次用量限于 3~15g，川乌每次用量限于 1.5~3.0g，且必须先煎久煎。

在我国的云南、四川等部分地区，常年湿气缭绕，风湿多发，因此有煮食附子、草乌、川乌等的传统，以求祛湿止痛、温阳。甚至有些当地人认为"附子、草乌虽然有毒，但只要煮得好，食用后也不会中毒"。这种想法是错误的。一些患者家中自行煮食附子，没有专业的指导，很难保证炮制效果，因此中毒的情况时有发生。此外，有的老百姓在煮食草乌、附子等过程中还喜欢自行添加一些其他的中药材，认为这样的药效会更好，但这是非常错误的想法。如果盲目与一些植物同用，可能使附子、草乌的毒性更难以去除，从而增加中毒的风险。

专家强调，对于中药，特别是附子、草乌、川乌这类有毒性的中药，要避免采集、购买、销售、私自加工和擅自服用；确因病情需要，应该到正规医院，遵循医生的嘱托使用。如果不慎进食后出现不适的症状时，要尽快就医，避免延误最佳的治疗时机。

小 知 识

乌头碱是存在于川乌、草乌、附子等植物中的主要的有毒成分。它主要使迷走神经兴奋，对周围神经有损害。中毒症状以神经系统和循环系统为主，其次是消化系统症状。临床的主要表现为口舌及四肢麻木，全身紧束感等，通过兴奋迷走神经而降低窦房结的自律性，引起异位起搏点的自律性增高而引起心律失常，损害心肌。口服纯乌头碱 0.2mg 即可中毒，3~5mg 可致死。民间常用草乌、川乌等植物来泡制药酒。但在此警醒大家，它们都具有足以致命的毒性。因此，最好是在有经验的中医师指导下服用，不要轻易自行服用，以免中毒。如有不适，或出现中毒症状，须及时告知身边的亲朋或家人，及时就医。

16 有人当秋葵，有人当芝麻，还有人拿来泡酒……但是曼陀罗有毒！

步态不稳，四肢抖动，语无伦次，哭笑无常……最近，余伯被紧急送来浙江大学医学院附属第一医院急诊科。他赤着脚在抢救室走来走去，满脸通红，跌跌撞撞，时不时蹲下四处摸索，嘴里不停咕哝着：医院的墙壁"飞来飞去"。没错！余伯这是中毒了。这可怕的过程还要从一瓶药酒说起。

喝下这杯药酒，大伯完全变了个人

余伯50来岁，一直有风湿关节炎的毛病，走路歪歪斜斜，碰上连绵阴雨，关节就会痛得要命，这让他吃了不少苦头。

余伯日常最大的爱好就是喝酒，量不算多，但每天必须抿上两口。当天凌晨五点多，余伯起床后，出工前也照例抿一口再去干活。他东找西找，发现家里的酒都被喝光了，瞥见角落里有一罐泡着黑褐色药材的琥珀色液体，颜色美极了！打开瓶盖，一股酒香扑面而来。余伯迫不及待地喝了一口，没忍住又多来上一大口。大概喝了约 20mL（一瓶盖的量），顿时感觉神清气爽。

但没过多久，余伯就出现了口干、心悸、烦躁不安、视物不清等情况。余伯马上意识到有可能跟今早喝的酒有关，赶紧告诉老伴。老伴一看，这是邻居很久前给的外用药酒！主要是用来给余伯涂抹治疗关节痛的！日常在家里连油瓶倒了都不肯扶一下的余伯自然不知道药酒原来就是这瓶角落里的琥珀色液体。老伴立马打电话叫来了子女。这时，余伯已经开始步态不稳、四肢抖动、胡言乱语，眼前不断有"小人"晃过，却怎么也抓不住。

家人将他送到当地医院进行了洗胃处理。紧接着，余伯被转诊至浙大一院急诊科进一步诊治。

余伯被送来浙大一院急诊科时，就出现了本文开头的一幕，急诊科主任陆远强根据余伯的临床症状及带来的药酒里浸泡的果实，凭借丰富的临床经验，考虑是曼陀罗中毒。

曼陀罗"毒"在哪儿？花叶、果籽皆为"毒物"

浙大一院急诊科主任陆远强立即组织急诊力量对余伯开展抢救，并同时请肾脏病中心等相关科室前来会诊，根据患者的化验结果并结合临床症状，暂时不对余伯进行血液净化治疗，以大量补液、对症处理、密切观察为主。

几乎在同一时间，陆远强主任火速联系浙江省疾控中心专家，将药酒及患者的血尿标本送检。浙江省疾控中心专家加班加点进行了鉴毒工作。检验结果很快就出来了，也证实了陆远强主任的判断：药酒中，东莨菪碱的含量为 9766ng/mL，阿托品的含量为 50434ng/mL。当然，余伯血尿中也检出了上述的两者成分，这是典型的"曼陀罗"中毒。

好在余伯只喝了两口，经过医护人员的及时抢救，他转危为安，于日前平安出院。"太可怕了，多亏家人发现及时才救了我的命。"提起这次经历，余伯仍心有余悸。

曼陀罗

曼陀罗又名野麻子、青麻棵、狗核桃、醉心花、洋金花、大喇叭花、山茄子等，属茄科一年生草本植物。花多为白色的喇叭花，种子是带刺的绿色小球，然而在它美丽可爱的外表下，却有着致命的危险。图 16.1 为**曼陀罗的花、叶、果实及种子。**

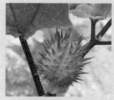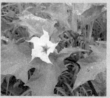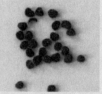

图 16.1 曼陀罗的花、叶、果实及种子

陆远强主任介绍，由于曼陀罗常被用来种植观赏，浙江省几乎每年都有曼陀罗中毒的病例发生。有人把它还未开花的花苞和叶子误认为是"秋葵"，当野菜凉拌食用；有人觉得它的种子形似"黑芝麻"，用来做烧饼；有人觉得好奇，想尝尝形似"放大版的苍耳"果子，结果都导致中毒。

曼陀罗全身有毒，尤其是曼陀罗的果实、种子的毒性最大。一旦误用曼陀罗，一般在食用后半小时，最快 20 分钟出现头晕、瞳孔散大、视力模糊、意识障碍、幻听、幻视等症状，严重者会有心率加快、躁动不安、痉挛后陷入昏迷、呼吸麻痹乃至死亡。它的主要的有毒成分为阿托品及东莨菪碱等生物碱，它们都是一种毒蕈碱受体阻滞剂，具有兴奋中枢神经系统、阻断M-胆碱反应系统、对抗和麻痹副交感神经的作用，也就是神经性中毒。

情花、蒙汗药、麻沸散……有毒! 不能盲目使用!

《神雕侠侣》中，情花无毒，刺有毒。情花的原型就是曼陀罗花;"外科圣手"华佗早在一千多年前创制"麻沸散"，就曾将曼陀罗作为麻醉主药为患者施行刮骨、剖腹手术;曼陀罗还是古代"蒙汗药"的重要组分之一。

浙大一院中药房主任马成坚副主任中药师专注于中草药鉴定和临床应用。据他介绍，2020年版《中国药典》收载的"洋金花"其实就是白花曼陀罗花。其具有平喘止咳、解痉定痛的作用，被广泛用于哮喘咳嗽、风湿痹痛、小儿慢惊、外科麻醉等;《本草纲目》草部第十七卷收载有曼陀罗，李时珍还亲身试药:"相传此花，笑采酿酒饮，令人笑;舞采酿酒饮，令人舞。予尝试此，饮须半酣，更令一人或笑或舞引之，乃验也……热酒调服三钱，少顷昏昏如醉，割疮灸火，先宜服此，则不觉苦也。"这更证明了曼陀罗的致幻和麻醉作用。曼陀罗是梵文Mandala的音译。

曼陀罗是一种毒性、药性兼具的植物，非常有特色，也是一味良药，临床用得好，疗效显著;用不好，适得其反。孕妇，以及青光眼、高血压、心动过速患者以及外感和痰热咳喘患者

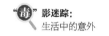

禁用。

近年来，常有民间偏方用曼陀罗果实泡酒、曼陀罗干花泡水等方式"活血止痛"，还有人擅自使用曼陀罗类的东西治疗痤疮；更有人口服曼陀罗籽治疗脱肛……要慎之又慎！

浙大一院专家强调，任何个人都不要私自盲目使用曼陀罗，切勿盲目听信土方、偏方治病，即便在别人口中相传该药材有奇效，也应时刻掌握"**不知不食**"的原则。运用任何药材前都应到正规医院进行专业咨询，在专业医师和药师的指导下，按照正确的用量、用法使用。否则，一旦发生中毒事件或引发不适，后果不堪设想！

小 知 识

曼陀罗又称疯茄儿。其花为洋金花，是常用的中药之一。误食茄科曼陀罗属植物的种子、浆果或幼苗，可引起中毒。患者常于食后半小时至 1 小时出现症状，为副交感神经系统的抑制和中枢神经系统的兴奋，与阿托品的中毒症状相似，有口干、吞咽困难、声音嘶哑、皮肤干燥、潮红、发热、心跳增快、呼吸加深、血压升高、头痛、头晕、烦躁不安、谵妄、幻听、幻视、神志模糊、哭笑无常、肌肉抽搐、共济失调或出现阵发性抽搐及痉挛。此外，尚有体温升高、便秘、散瞳及膝反射亢进。以上症状多在 24 小时内消失或基本消失，严重者在 12~24 小时后进入昏睡、痉挛、发绀，最后昏迷死亡。

预防曼陀罗中毒，主要是加强宣传教育，尤其是教育儿童识别且不吃曼陀罗的浆果，防止曼陀罗的种子混入可食豆类，防止曼陀罗的幼苗、叶子混入菠菜等蔬菜中，在食用菠菜等蔬菜时，要挑除菜叶的杂草、杂叶。

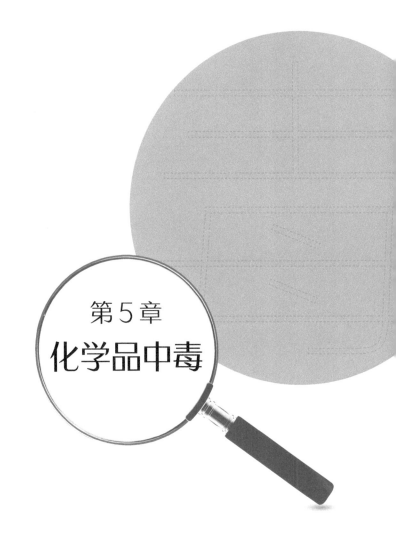

第5章

化学品中毒

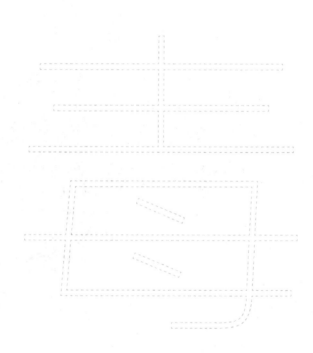

17 一杯自制的"减肥汁"可致死!

刚刚过完中秋节,马上又要迎来国庆节,想必大家在各类美食的诱惑下,人又胖了一些,低头摸摸自己圆滚滚的肚皮,不禁化悲愤为食量,或者重操减肥大业。减肥不当,危害多多。在浙江大学医学院附属第一医院急诊科就接诊了一位非常美丽的女士,她因为喝了自制的"减肥汁",险些有生命危险。这是怎么一回事?

喝下自制的"减肥汁",出现浮肿且呼吸困难

当晚,一位年轻女士佳佳被送来浙大一院急诊科。她面色苍白,全身浮肿,呼吸困难,口唇发绀,手指甲发青,症状较为严重。

"医生,我喉咙发紧……像是被掐住脖子,喘不上气!"急诊科主任陆远强带领团队接诊佳佳时,她的血氧饱和度已经

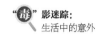
降至 80%（正常值应该在 95% 以上），处于严重的缺氧状态。经过一系列的检查，佳佳被诊断为"亚硝酸盐中毒"，而这一切的罪魁祸首，竟是一杯自制的"减肥汁"。

30 岁的佳佳，肤白貌美，1.65 米的个子，体重常年维持在 108 斤，因保养得宜，看上去只有二十几岁，常常被同事们戏称为"门面担当"。

就在刚刚过去的中秋节，佳佳连续参加了多场家庭聚餐，还得要把单位发的月饼吃完，本来就喜好甜食的她不小心吃多了。看着体重秤上的数字节节攀升，不到 1 周的时间里竟然增加了快 3 斤，她着急了。于是，按照闺蜜分享的"两种食材打成汁，每天喝一杯，减脂刮油喝出小蛮腰"的文章，佳佳将西芹和黄瓜按照教程制作成为混合的蔬菜汁。

新手上路的佳佳，准备的原材料比较多，1L 的蔬菜汁一次喝不完。她便将剩余的"减肥蔬菜汁"放入冰箱冷藏保存。因为工作忙，佳佳很快就把冰箱里有自制"减肥蔬菜汁"的事情抛诸脑后。直到 3 天后，她再次打开冰箱准备晚餐时，才想起这件事情。

为了不浪费，当天她一口气喝光了剩下的蔬菜汁。此外，为了增强减肥效果，她还搭配服用了某品牌的膳食纤维素代餐粉。然而，喝下"减肥汁"没多久，她就出现了中毒的状况，就像开头所描述的那样。

亚硝酸盐中毒，过去在急诊中常常遇见

经过吸氧、洗胃、导泻及脱毒治疗后，佳佳转危为安，症状明显好转，最终平安出院。

急诊科主任陆远强介绍，过去常常会接诊到吃剩菜剩饭与未腌制好的泡菜、咸菜等导致亚硝酸盐中毒的患者。最近几年，随着各类媒体的科普宣传，亚硝酸盐中毒的患者已经明显减少，但仍会偶尔零星出现。

用于减肥的蔬菜汁，怎么会引起亚硝酸盐中毒？

陆远强主任进一步解释，原罪不在"蔬菜"而在"久置"。日常如莴苣、西芹、香椿等蔬菜，本身含有一定量的硝酸盐，榨成汁后如果放置太久，就会在细菌的作用下转化为亚硝酸盐。尤其是在隔夜之后，蔬菜汁中的营养成分，如维生素等，会快速降解氧化，导致营养成分大大减少。此外，在冰箱静置 3 天后，食物本身可能已经发生变质，从而引起中毒的危害。陆远强主任强调了一个重要观点："为了确保食品安全和保留最大程度的营养成分，蔬菜汁和果汁一定要**现榨现饮！**"

亚硝酸盐中毒主要是指由于食用硝酸盐或者亚硝酸盐含量较高的腌制肉类制品、泡菜或变质蔬菜而引起的中毒，或者有的人误将工业用的亚硝酸钠作为食盐吃下而引起的。亚硝酸盐是剧毒的物质，中毒的潜伏期只有 1~3 小时。成人摄入 0.2～0.5g 即可引起中毒，3.0g 便可致死。亚硝酸盐可以将血液中正常携带氧气的低铁血红蛋白氧化成高铁血红蛋白，失去携带氧气的能力，导致组织缺氧，还可以扩张血管和降低血压，从而引起人体急性中毒。陆远强主任强调，亚硝酸盐中毒主要的表现是组织缺氧而引起的发绀现象。一般可以出现口唇、舌尖、指甲青紫；重症患者的眼结膜、面部乃至全身的皮肤都会呈青紫色。部分患者会出现头痛、头晕、乏力、心跳加速、嗜睡、烦

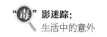
躁、呼吸困难，甚至还会出现恶心、呕吐、腹痛、腹泻等消化
道症状。严重的中毒者还会出现昏迷、抽搐、大小便失禁，多
脏器因严重缺氧而衰竭。

　　除了急性中毒，亚硝酸盐可以被转化为亚硝胺，此物质具
有很强的致癌作用，因此，长期食用含亚硝酸盐的食物可引起
食管癌、胃癌、肝癌和结直肠癌等。此外，亚硝酸盐可以通过
胎盘进入胎儿，对胎儿有致畸作用。6个月内的胎儿对亚硝酸
盐特别敏感。

如何预防亚硝酸盐中毒？

　　1.自制的果蔬汁现榨现喝才安全，坚决不隔夜饮用。

　　2.随买随吃，不要在室温下长期贮存蔬菜，尤其在高温季
节，禁食腐烂、变质的蔬菜。

　　3.尽量少吃或不吃隔夜的剩饭、剩菜，尤其是海鲜、绿叶
蔬菜、凉拌菜等。

　　4.日常生活中少吃腌制食品，包括但不限于腊肠、火腿、
熏猪肉、咸鱼、咸蛋、咸菜、腌菜等。

　　5.如果自制泡菜、腌菜，也要特别注意腌制的时间、温度
以及食盐的用量，腌制时间太短，易造成细菌的大量繁殖，亚
硝酸盐的含量明显增加（5~8天会达到高峰），宜在腌制半个月
后、待腌透再吃；偶尔吃，每次少量吃。

　　6.严禁将亚硝酸盐与食盐混放在一起，防止因混淆引发的
不必要的误食、误用。

　　7.防止错把亚硝酸盐当食盐或碱面用。

　　8.食剩的熟菜不可在高温下存放长时间后再食用。

9.勿食大量刚腌的菜，腌菜时盐应多放，至少腌至 15 天以上再食用。

10.不要在短时间内吃大量的叶菜类蔬菜，或先用开水浸 5 分钟，弃汤后再烹调。

11.肉制品中硝酸盐和亚硝酸盐的用量要严格按国家卫生标准规定，不可多加；勿用苦井水煮粥，尤其勿存放过夜。

亚硝酸盐中毒主要是由于摄入过多或误服工业用亚硝酸盐而所致的。前者相对来说病情较缓和。如为后者引起的亚硝酸盐中毒，则不但病情重，而且起病快。一般来说，摄入 0.2~0.5g 亚硝酸盐即可引起中毒。亚硝酸盐可作用于血管平滑肌，从而使血管扩张、血压下降，发生休克，甚至死亡。

亚硝酸盐多存在于腌制的咸菜、肉类、不洁井水和变质腐败的蔬菜等。部分新鲜蔬菜，如小白菜、青菜、韭菜、菠菜、甜菜、小萝卜叶等也含有较多的亚硝酸盐和硝酸盐。腐烂的菜叶或煮熟的剩菜的亚硝酸盐的含量明显增多。新腌制的蔬菜，在腌后 1 周左右产生亚硝酸盐的含量最高。有的地方用亚硝酸盐含量高的苦井水腌制食品或误将工业用亚硝酸盐当作食用盐腌制食品，则食品中的亚硝酸盐的含量更高。另外，在一些特殊情况下，如肠道功能紊乱时，由于胃酸分泌减少，硝酸盐在肠道硝酸盐还原菌（沙门菌属和大肠杆菌）的作用下，可使大量的硝酸盐还原为亚硝酸盐，从而引起亚硝酸盐中毒。长期饮用含亚硝酸盐的井水或腌制食品时，加亚硝酸盐过多也可引起亚硝酸盐中毒。

18 灭鼠药中毒！一家四口浮肿、淤青、尿血

事情真的有些蹊跷，杭州周边某村里，一家人先后患上了"怪病"：69岁的老奶奶面部浮肿，身体多处淤青，牙龈出血，脚疼得都走不动路；45岁的儿子腰痛，血尿不止；40岁的女儿和年仅10岁的小外孙女，鼻子、口腔、牙龈等多处流血不止……他们分头求医，却被当地医院连连摆手。在浙江大学医学院附属第一医院急诊科，医生抽丝剥茧后发现，这家人一连串的离奇症状竟是因为灭鼠药中毒。

一家人"怪病"连连，竟是中毒了

面部浮肿，身体多处淤青，尿道出血，小便变成了冰红茶色，牙龈出血，出血后还怎么也止不住……这些问题同时出现在69岁的刘奶奶身上。而在10天前，她还身体康健，平时连感冒发烧都很少发生。这一连串的疾病怎么会同时在她身上

发生？

家住杭州周边某村的刘奶奶育有一儿两女，三个子女早早成家立业，在周边厂里上班。老伴去世后，她独自生活，把家里的农田大部分流转出去收田租，只留下几分"薄田"种蔬菜。每个月，老人要固定到村里种粮大户那里购买 10 斤一袋的小包装稻米做口粮。周末儿女回来，刘奶奶烧了一大桌菜，孩子们吃得不想离开时，还要大包小包把菜装车给带回去。

4 月底，刘奶奶开始有小便出血，自以为是妇科疾病的她在女儿的陪同下看了妇科，予以相应的治疗后，症状却没有得到明显改善。为了给自己治病，她采摘了大量的"车前草"并将其晾干、泡水。也许是水太烫，喝下去后，刘奶奶口腔、舌头被烫出多枚血泡，出血却止不住；牙龈也开始流血不止……

儿子、女儿探望刘奶奶比较频繁。可是最近一段时间，老母亲生病了，孝顺的儿子大龙却没了踪影。原来，大龙这段时间腰背疼痛难忍，尿里的血色越来越鲜红，偶尔还带着小血块，他以为是自己输尿管结石的老毛病发作了，到当地医院的泌尿外科求诊。连续输液几天，毛病却一直没有好转！

腰部有一阵阵绞痛、尿血、呕吐不止的大龙被紧急送来浙大一院急诊科，经验丰富的专家一看到大龙的腹部、胸部出现了大片的皮肤黏膜瘀斑，立刻心里有了判断"中毒了"！为了确诊中毒的大龙，他被送来抢救的当天，急诊科主任陆远强几乎是同一时间火速联系浙江省疾控中心专家加班加点进行鉴毒、化验。血液和尿液等标本的检测结果显示——大龙确诊为"溴敌隆"中毒，这是一种生活中常见的抗凝血中毒类灭鼠药。

经过一番抢救后，大龙的症状得以稍稍缓解。没有任何不

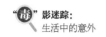
良嗜好，没有特殊的社会交际，除了工作甚至很少出门的大龙，怎么会中毒？毒物的来源又是哪里？陆远强主任建议大龙尽快与其他的家庭成员联系，尽早明确毒物的来源。

灭鼠药撂倒家中 4 人，谁投毒？

刘奶奶那边的情况也不好，因为口腔出血，老人甚至将布放入嘴中用牙齿咬住，希望可以止血。但是咬了一个晚上，床上到处是血，睡衣上也沾有血。觉得拖不得的女儿梅梅还没来得及跟哥哥打电话商量着把母亲送医院的事情，她自己也开始有尿血了。急诊科专家在听说大龙母亲和妹妹最近的症状描述后，强烈建议他们尽快前来就诊。

一家 8 人经过检测后，包括大龙在内共有 4 人的血液中发现了"溴敌隆"的成分。其中，最小的外孙女年仅 10 岁，虽然没有出现尿血症状，但外孙女身上已经出现针尖样瘀点、瘀斑。好在抢救及时，4 位患者目前的病情已基本稳定，脱离了生命危险。

好端端的一家人，怎么会发生灭鼠药中毒？刘奶奶一家立即报案。

当地警方广泛采集患者的生活样本，深入调查患者的家属、邻居，提取了一家人的饮食后，从刘奶奶家中的一袋糙米中发现了"罪魁祸首"。

原来，村里每年会集中一次发放灭鼠药，今年发放的灭鼠药的颜色呈灰白色，肉眼看上去与糙米很像。年事已高的刘奶奶忘记曾申领灭鼠药的事情，将灭鼠药以为是遗忘在家里的陈米，就将灭鼠药混在每月购买的新米中，一起蒸饭吃掉了。儿媳、孙子、女婿、大外孙女（住校）因为不常来，基本上没有吃过这袋米，没有中毒。其他4人中，刘奶奶吃得最多，儿子次之，女儿和小外孙女因为吃得较少而中毒较轻。

"我牙龈出血有一阵子了，刷牙时非常明显，一直以为是上火，没想到竟然中毒了！"想起中毒经过，刘奶奶后怕不已，对急诊科专家强烈"要求"他们一家前来化验、治疗而感恩万分。

灭鼠药中毒离我们很近，生活中务必当心

陆远强主任介绍，灭鼠药分为抗凝血中毒类鼠药、神经毒性类鼠药、有机磷类鼠药及其他类鼠药。不同类鼠药中毒的解毒治疗方法不同。随着毒鼠强、氟乙酰胺等剧毒、神经毒性的鼠药被禁止生产和使用以后，抗凝血中毒类鼠药的应用日趋广泛。目前，市场上流通的鼠药主要为抗凝血中毒类鼠药溴敌隆、大隆等。这类慢性灭鼠药，破坏老鼠的凝血功能，使其慢性出血而死，而维生素K_1是此类灭鼠药中毒的特效解毒药。

在浙大一院急诊科接诊的灭鼠药中毒事件中，溴敌隆中毒最为常见。"溴敌隆"可以通过竞争性抑制维生素K_1辅酶的作用，最终凝血酶形成受阻。同时，它的代谢产物苄叉丙酮可以直接损伤体内的毛细血管壁，使得管壁的通透性和脆性增加，造成内脏毛细血管广泛破裂出血，严重者可以导致多脏器功能衰竭，甚至死亡。

"抗凝血中毒类鼠药中毒的早期表现为恶心、呕吐、腹痛、腹泻；中晚期表现为皮下出血瘀斑，血尿，鼻和牙龈出血，咯血、呕血、黑便、心、脑、肺出血，休克昏迷等。"陆远强主任

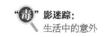
说："这类患者往往中毒而不自知，多以**不明原因出血**到医院就诊，其出血症状又易与一些内科疾病混淆，导致误诊，耽误治疗。在我们急诊科医生的认知中，即使患者否认接触史，也不能完全排除中毒的可能性，凡是遇到不能解释的病例，一定要想到中毒的可能！"抗凝血中毒类鼠药中毒的确诊，除了需要医生根据中毒症状进行判断，更需要可靠的检验技术来进一步验证。

专家提醒：一旦发现中毒，要注意这些事

日常生活中，"溴敌隆"可以通过皮肤、眼睛、呼吸道和消化道吸收。

1.皮肤接触

脱去污染的衣服，用流动清水冲洗。

2.眼睛接触

提起眼睑，用流动清水或生理盐水冲洗，并立即就医。

3.呼吸道吸入

迅速脱离现场至空气新鲜处，如呼吸困难、停止，立即进行人工呼吸并送医。

4.消化道食入

要催吐、洗胃、导泻，立即就医。

目前，维生素K_1是抗凝血中毒类鼠药中毒后有特效治疗的药物，及时就医的话，治疗效果良好。

灭鼠药根据作用机制、化学结构，分为7类。

①抗凝血中毒类灭鼠药：使用最广泛，如敌鼠、杀鼠灵（华法灵）、氯鼠酮、溴敌隆等。

②痉挛型神经兴奋剂：如氟乙酰胺、氟乙酸钠、毒鼠强等。

③硫脲类：如安妥、抗鼠灵等。

④有机磷酸酯类：如毒鼠灵、除毒灵等。

⑤氨基甲酸酯类：如灭鼠安、灭鼠腈等。

⑥无机化合物：如磷化锌、硫酸钡、三氧化二砷等。

⑦天然植物：如红海葱、士的宁等。

抗凝血中毒类灭鼠药是国家批准使用的慢性灭鼠药，是我国最常用的合法鼠药。抗凝血中毒类灭鼠药的中毒机制为：干扰肝脏对维生素K_1的作用，使凝血酶原和凝血因子Ⅱ、Ⅶ、Ⅸ、Ⅹ等的合成受阻，导致凝血时间与凝血酶原时间延长；直接损伤毛细血管壁，使其通透性增加而加重出血。早期出现恶心、呕吐、腹痛、头晕、乏力等症状。一般3天后出现出血症状，轻者往往有损伤处，如创口、刷牙后渗血等；重者可有自发性全身性出血，如皮肤出血点、瘀斑、鼻出血、咳血、便血、尿血、阴道出血等，甚至可以因内脏大出血或颅内出血而致死。

若患者有灭鼠药食用或误食史，应立即就诊。若患者出现头疼、视物模糊、呼吸困难、剧烈呕吐等症状，甚至出现惊厥、意识不清、喷射性呕吐等症状时，应立即就诊或拨打120寻求帮助。如果发现自己或他人疑似灭鼠药中毒后，紧急就医时如有可能，尽量带上灭鼠药或者出现症状前接触的食物，有助于医生有效救治中毒患者。安全投放灭鼠药，管理教育好儿童，对废弃的灭鼠药深埋处理等是防止误食、误触而引起中毒的有效措施。

19 服药不当心，过敏性休克！鬼门关走一遭！教你保命三招！

古代有一种可怕的酷刑，将湿透的桑皮纸一张接一张贴在束缚住手脚的犯人脸上，直至犯人窒息而亡……48 岁的刘先生为了治疗甲沟炎，自行口服消炎药，药片吞下不到 5 分钟，他就出现呼吸困难、意识不清，差点昏死过去，仿佛遭遇这种古代酷刑的他被紧急送往浙江大学医学院附属第一医院。

浙大一院急诊科专家陆远强说这种病，来势汹汹，最为凶险，常常数分钟就达到病情的高峰，如果抢救不及时，患者可能立马丧命。这种杀人于"猝不及防"的"狂魔"就是——过敏性休克！

专业医生服药不慎，鬼门关走一遭

"我当时全身软绵绵的，只能瘫坐在地上，不停地出汗，衣服都湿透了，幸亏小女儿拨打了 120！"在浙大一院急诊科，

48 岁的刘先生回忆起自己的历险经历，至今心有余悸。刘先生是新杭州人，他曾是山西省太原市一家三甲医院的妇产科大夫，10 多年前下海经商，与人在杭州合开了一家私人养生保健会所。

当日清晨，本是再普通不过的一天，刘先生早上 6 点起床，洗脸、刷牙、吃早餐，之后服药准备去公司上班。因为学医、懂医，犯了"甲沟炎"的他一直口服一种抗生素来抗菌消炎。几天前，因为没能购买到原本使用的品牌，刘先生更换了一种新品牌但有同样成分的抗生素服用。当天是服用新品牌同类药物的第一天，结果服药不到 5 分钟，人就出事了。

刘先生说，服药几分钟后，他开始浑身瘙痒、喉头发紧、喘不上气，凭借职业本能，他意识到大事不妙——"一定是药物的过敏反应"，赶紧让在家过暑假的女儿拨打 120 求救，让女儿准确告诉 120 发病的原因；他平躺在地上等待急救车的到来。

医院距刘先生家只有 1.5 公里，早上 6 点 30 分还没有遭遇交通"早高峰"，但刘先生被送来急诊科时，昏厥了 2 次。"我全身湿冷，大汗淋漓，喉头发紧，眼睛什么都看不见了，明显感到气不够用，拼尽最后一口力气告诉医生我吃了什么药。"

"抢救必须争分夺秒，快速有效！"刘先生到医院后，接诊的浙大一院急诊科医生三步并两步奔到推床前，开始紧张处置——用面罩吸氧来提升氧流量，同时进行心电血氧监护，并迅速筛查原因，确定刘先生属于过敏性休克。抢救室的医护人员立即启动过敏性休克的抢救流程，一面量血压、测脉搏，一面对刘先生快速开通静脉通路补液治疗，同时予以糖皮质激素、

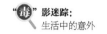
肾上腺素针抗休克处理。与此同时，请耳鼻喉科会诊，做好气管切开准备……医护完美配合，抢救一气呵成。约1小时后，患者的全身皮疹基本消退，血压、氧饱和度升至正常，胸闷气急的症状得到缓解，因药物代谢的时间较长，担心刘先生的病情反复，医生建议刘先生住院观察。后来，刘先生的不适症状未再发，于第二天顺利出院。

过敏性休克，日常并不少见

"过敏性休克是外界某些抗原性物质进入已致敏的机体后，通过免疫机制在短时间内发生的一种强烈的多脏器受累症候群。其在出血性休克、心源性休克、感染性休克等所有的休克当中最为凶险，发展速度最快！"陆远强主任介绍，过敏性休克像暴风骤雨般迅猛，数分钟就能达到病情的高峰。患者很多时候是在家中，甚至在路上发病，没有任何征兆，发病前几分钟还是"好好的一个人"，很快，患者就会出现严重的休克反应，**全身皮疹，呼吸困难，血压下降，甚至心跳停止而死亡**。

在陆远强主任的急诊生涯中，他曾经碰到过哮喘患者对螃蟹过敏的，吃了螃蟹之后，哮喘急性发作，差点在路上就赶不过来了；也遇到过吃花生过敏的，前一秒还好端端的，下一秒直接脸色苍白，喉头水肿，呼吸困难，瞬间昏迷。

什么人容易过敏？

陆远强主任介绍，过敏是一种非正常的免疫反应，我们在生活中会接触到各种各样的外来物质。从摄入的食物、药物，到空气中的灰尘、直接接触的化妆品、洗涤剂、昆虫等，这些外来物进入人体，在与免疫细胞接触时，都要接受免疫细胞的检验。"有些人的免疫系统比较'理智'，或者生活环境比较固定，终其一生也不会遇到几种过敏原；而有些人的免疫系统则比较'疯狂'，非常容易对各种各样的东西过敏，我们称这样的体质为过敏体质。"容易过敏一方面跟遗传有关，另一方面与饮食、压力过重而导致抵抗力变差、免疫功能不足有关。此外，还有老年人、儿童、妊娠期妇女因免疫力低下，容易发生过敏。

陆远强主任介绍，过敏性休克主要有以下4类表现。

1.皮肤黏膜表现——最早且最常出现，主要表现为皮肤潮红、瘙痒，继以广泛的荨麻疹和/或血管神经性水肿等。

2.呼吸道症状——为最主要的死因，表现为喉头堵塞感、胸闷、气急、喘鸣、憋气、发绀，可因窒息而死亡。

3.循环衰竭表现——先有心悸、出汗、面色苍白、脉速，然后出现晕厥，肢冷，测不出血压，最终心跳停止。

4.其他的表现——如意识不清、癫痫发作、恶心呕吐、腹痛、大小便失禁等。

"特别要注意的是，以前不过敏的物质并不意味着现在、以后不过敏，易过敏体质的人群要格外谨慎小心，哪怕从来都不怎么过敏的人群，当抵抗力下降时也有可能被过敏原'袭击'。"陆远强主任介绍，成年人危及生命的过敏性休克的发生率为每年5~15次/10万人，浙大一院急诊科每年接诊不少因过敏性休克而需要抢救的患者。有时候，甚至对于用来治疗过敏的药，有的人也同样会过敏。

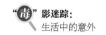
发生过敏性休克时，这些"自救"方法要记牢

"过敏性休克可以在瞬间导致周围血管扩张，血液潴留在全身扩张的血管里，血压骤降，甚至可到零。这时，患者就会丧失意识，如果低于50mmHg的血压持续超过20分钟，就可能造成脑细胞缺血、缺氧而坏死，患者就可能醒不过来或有严重的残疾。"陆远强主任强调，目前"过敏性休克"仍是很多人的知识盲区，殊不知其危害巨大。如果有过敏史，应该注意在日常生活中避开自己的过敏原；如果还未有过敏情况，为了安心，也可以前往正规医院做一个过敏原测试，提前筛查，小心避免过敏原。

引发过敏性休克常见的过敏原有哪些？

● 过敏原1：食物

食物有牛奶，鸡蛋，鱼，种子和坚果（芝麻、葵花籽、棉籽、花生、巴西坚果、杏仁、榛子、开心果、松子、腰果等），香蕉，猕猴桃，荞麦，芥末，土豆等。据北京协和医院对国人过敏性休克的诱因食物清单排序，小麦占37%；水果和蔬菜排第二，占20%；随后是豆类和花生，占7%；坚果和种子占5%。其中，最常见的致敏水果为桃子，最常见的致敏坚果为腰果。

● 过敏原2：药物

（1）抗生素：青霉素、头孢菌素类、氯霉素（包括氯霉素眼液）、环丙沙星等。

（2）非甾体类抗炎药物：阿司匹林等。

（3）某些中药注射剂。

● 过敏原3：毒液或唾液，如火蚁、蜜蜂、黄蜂、海蜇等

● 过敏原4：放射造影剂

● 过敏原5：血制品，如全血、血浆、免疫球蛋白、冷沉淀等

一旦在医院以外发生过敏性休克，这些做法可"保命"

● 第一步

要让患者**躺平**，使患者的大脑充分供血；紧急拨打120，清楚诉说患者的情况和地址。出发前，尽可能拍下患者发病之前服用的药物、吃过的食物等，尽量清楚地向医生交代过敏原，方便医生抢救判断。

● 第二步

由于在最短的2~3分钟之内血压就可能骤降为零，要尽量**选择最近的医院或同等距离最熟悉的医院**，千万不可舍近而求远，耽误抢救的最佳时间。

● 第三步

如果患者发生心脏、呼吸骤停，要立即进行**心脏按压**，可以试着托起患者的下颌骨，让其尽量呼吸顺畅。

注意：**抢救过敏性休克患者，每分每秒都格外珍贵！**

小 知 识

　　过敏性休克是外界某些抗原性物质进入已致敏的机体后，通过免疫机制在短时间内触发的一种严重的全身性过敏性反应，多突然发生且极为严重，若不及时处理，常可危及生命。昆虫刺伤及服用某些药品（特别是含青霉素的药品）是最常引发过敏性休克的原因，某些食物（如花生、贝类、蛋和牛奶）也会引起严重的过敏性反应。绝大多数的过敏性休克属Ⅰ型变态反应。外界的抗原性物质（某些药物是不全抗原，

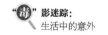
进入人体后与蛋白质结合成为全抗原）进入体内能刺激免疫系统产生相应的IgE抗体，其中，IgE的产量因体质的不同而有较大的差异。这些特异性IgE有较强的亲细胞特质，能与皮肤、支气管、血管壁等的"靶细胞"结合。此后，当同一抗原物质再次与已致敏的机体接触时，就能激发广泛的Ⅰ型变态反应。其中，各种炎性细胞释放的组胺、血小板激活因子等是造成组织器官水肿、渗出的主要的生物活性物质。

过敏性休克的表现与严重程度因机体反应性、抗原进入量及途径等不同而有很大的差别。本病大多突然发生，约半数以上患者在接受病因抗原（如青霉素G注射等）5分钟内发生症状，仅10%患者的症状起于半小时以后，极少数患者在连续用药的过程中出现。

过敏性休克有两大特点：其一是休克表现，出汗、面色苍白、脉速而弱，四肢湿冷、发绀，烦躁不安，意识不清或完全丧失，血压迅速下降乃至测不出，脉搏消失，最终导致心跳停止；其二是在休克出现之前或同时，伴有一些过敏相关的症状。

预防过敏性休克最根本的办法是**明确过敏原**，并进行有效的预防，同时需要及时识别过敏反应并学会紧急处理。若发现过敏性休克患者，立即拨打急救电话或就近送医；使患者立即脱离过敏原，平卧，可抬高其双腿；对于呕吐的患者，保持患者的头部偏向一侧并清除异物；若患者出现呼吸、心搏骤停，立即行心肺复苏术；若备有肾上腺素自动注射器，可将其按压在患者的大腿中部外侧；家中备有肾上腺素注射液及注射器者，可向专业的医护人员学习后，在出现过敏性休克时使用。

20 大口"干"掉空调洗涤剂！悔不当初！

"这么多天，我第一次能睡个好觉。"浙江大学医学院附属第一医院急诊科里，61岁的许伯，他的下嘴唇结着厚厚的紫黑色血痂，能发出微弱的声音。是的，令医护揪心的事情又发生了！大约1周前，许伯在和家人外出游玩途中，一口气喝下自带的一小瓶（约50mL）浓缩型的空调洗涤剂，不到半分钟就严重灼伤了他的嘴唇、口腔、食管，生命危在旦夕。

游玩途中，他大口喝下空调洗涤剂

61岁的许伯是福建人，他和老伴许婶育有一子一女。夫妻俩20多年前来杭州打工，一直扎根在一家食品厂工作。许伯负责机器的清洗、维修，许婶负责食品包装，两人勤勤恳恳，把子女也带来了杭州。如今，两个孩子早已成家立业，事业上小有成就，大孙子已经上大学了。

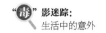
"他自从查出有慢性肾炎之后就开始不对劲！"当着丈夫的面，许婶一直笑眯眯的，但在医护人员面前，她还是难过地直流眼泪。原来，许伯在家里排行第五，与其他的活泼、外向的兄弟姐妹不同的是，他一直都是一个安静、沉稳的人，家里人很少见到他和别人争执、发脾气，但也很难得听到他爽朗的大笑声。2019年，许伯在单位体检中查出了慢性肾炎，虽然还没发展到透析的程度，但在吃药、看病的过程中，许伯还是受到了情绪上的巨大的影响。最直接的表现是，他整夜失眠，没办法再睡上安稳觉。

"当时，白天还要工作，晚上睡不着，到附近医院找精神卫生科也看过，吃了有助于睡眠的药，由于怕对身体不好，只吃过一小段时间。"许婶说，2021年，退休后的许伯也一下子空闲下来，人却更"不对"了。他总念叨着活着没意思，不爱外出，不参加社交，动不动就呆坐上好几个小时。他拒绝去医院看病，家里人想着元宵节带他去安吉旅游散心。

"全家人都很开心，就他中饭只吃了几口。"在从安吉的宾馆出来，即将返程回杭州上车前的那一刻，许伯拿出用玻璃药瓶装着的蓝绿色液体一饮而尽，当即嘴唇肿胀，整个口腔黏膜充血、糜烂。

家人一再追问后才得知，许伯喝下的是浓缩型空调洗涤剂，正是他在食品厂工作时最常用来清洗机器污垢的一种混合型强酸溶液，一般在2~5倍的清水稀释后，短时间内就可以把污垢彻底清除，所以腐蚀性极强。

"喝下的那一刻，我就有点后悔了，太难受了！"目前，躺在病床上的许伯在医护人员的全力救治下，已经能小声说出自己的心里话。

呼吸困难，许伯的生死在一线之间

家人立刻把许伯送到当地医院救治。当地医院对此束手无策，催促许伯抓紧转上级医院接受进一步的治疗。此时的他恶心呕吐，不能吞咽任何东西，连喝水、发声都非常困难。后续，许伯被紧急转移到了浙大一院庆春院区急诊科。病情发展迅猛。许伯的口腔及喉部溃烂严重、喉头水肿、呼吸窘迫、胃痛，情况十分危险。

"差一点就要气管切开了！"接诊的浙大一院急诊科主任陆远强带领团队对许伯第一时间进行了救治，以"洗涤剂中毒"将许伯收住急诊抢救室，予禁食、抑酸、胃黏膜保护剂、激素来减轻水肿炎症反应等对症支持治疗。陆远强主任紧急联系耳鼻喉科会诊，在患者的床旁配气管切开包，随时准备气管插管，同时请消化内科、营养科、胃肠外科、普胸外科的专家进行会诊。

好在同在食品厂上班的许婶第一时间说出了许伯服用的"空调洗涤剂"的种类，还带来了许伯当时用过的玻璃瓶。专家快速甄别出洗涤剂中含有氢氟酸、硫酸、盐酸等成分，为对症抢救赢得了宝贵的时间。

"根据患者家属拿来的玻璃瓶，我们初步判断，他至少喝了 30~50mL。"陆远强主任介绍，这类化学制剂具有较强的腐蚀性，误服后，轻则口、咽、食道黏膜受损。如果误服量大，还可引起胃肠穿孔，后期还会出现食道瘢痕，造成食道狭窄，对人体消化系统会造成严重的及永久性的损伤，甚至危及生命。

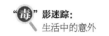
许伯喝下强酸后还喝水稀释和催吐，使得强酸对口唇、咽喉及消化道的破坏更大，并且极易诱发并发症。连许伯自己也没想到，一时糊涂，坏情绪上了头，竟会当时难受得"生不如死"。

在急诊科医患团队的通力合作下，最终，他转危为安，情况逐渐好转，但后续的胃肠道功能重建将会是一个漫长而痛苦的过程。

此外，浙大一院精神卫生科专家也对许伯进行了会诊，并开出综合治疗的药物处方。

"洗涤剂"中毒的诱因有哪些？

其实，在浙大一院急诊科，有意或误服洗涤剂送医抢救的患者数见不鲜。陆远强主任将"洗涤剂"中毒的诱因归结为四类。

1. 洗涤剂标识不清，被放在极易拿取的地方。因为用了饮料瓶、矿泉水瓶装烧碱、洁厕剂、消毒水、空调清洗剂等，又被放在极易获取的地方。

2. 情绪不当。因为和家人亲友争执、情绪抑郁，一时冲动想不开，或是蓄谋已久想要自杀而服用洗涤剂。

3. 混用洗涤剂。一些家庭主妇在清洁时，为了加强去污效果而混用洗涤剂（如将洁厕灵和 84 消毒液混合，产生氯气，会造成中毒死亡）。混用后会产生强烈的毒素，导致使用者受到伤害。

4. 工作操作不规范。施工时，没有保持通风或用风扇排气，一些洗涤剂在空气中蒸发变成气体的形态，被呼吸道和皮肤吸收后，也会造成中毒，甚至发生生命危险。

如何避免悲剧重演？

专家强调，对于洗涤剂的毒副作用的宣教很重要。

1.选择正确的容器和摆放位置

生活中，千万不要把有危险的液体装入饮料瓶或酒瓶等容易误食的容器中，坚决不放在孩童、大人容易接触的地方，建议上锁保存，防止误食误饮。

2.对"职业暴露"有充分的预警和处理措施

不混用洗涤剂，在施工清洁中注意通风和穿着防护服。

3.不要催吐

一旦发生洗涤剂中毒时，不要催吐，催吐会导致食管和口咽黏膜再次被吐出来的腐蚀性物质损害。

4.不要稀释、中和

损伤通常是瞬间发生的，喝水大量稀释可能会诱发呕吐，进一步引起并发症；针对强酸，喝牛奶、蛋清，或是针对强碱，喝醋、柠檬汁等中和的意义不大。要第一时间到正规医院就诊。

5.带毒剂瓶第一时间就医，要快！

一旦有亲友服用了洗涤剂，有条件的情况下最好带来当时装洗涤剂的瓶子，方便专家快速明确成分予以对症治疗。

在急诊科专家的眼中，任何事情都不值得放弃生命，更没有任何一个鲜活的生命会被放弃，衷心希望这种悲剧不再发生！

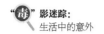

　　洗涤剂是通过洗净过程用于清洗而专门配制的产品。其主要组分通常由表面活性剂、助洗剂和添加剂等组成。洗涤剂的种类很多，按照去除污垢的类型，可分为重垢型洗涤剂和轻垢型洗涤剂；按照产品的外形，可分为粉状、块状、膏状、浆状和液体等多种形态。各种洗涤剂以其方便、实用、价格相宜而为人们所乐用。但是，如果保管不善，与食物混放，出于好奇心或故意服食等而饮用，会造成不小的后果。中毒多因皮肤接触及误服所致。其中，阳离子洗涤剂可经黏膜和皮肤吸收，导致变性血红蛋白血症。阳离子清洁剂的浓缩液易被人体吸收，干扰体内组织细胞的功能。口服也是洗涤剂中毒的常见形式。口服的洗涤剂不同，救护的方法也有所不同。如果发生洗涤剂中毒，应第一时间去医院救治。

　　对于洗涤剂中毒，要积极做好预防：不要用饮料瓶、矿泉水瓶装洗涤剂；不要把洗涤剂放在容易接触的位置；不混用洗涤剂；对过敏体质或长期接触洗涤剂者，提倡戴橡胶手套洗涤衣物；接触洗涤剂后，多用清水冲洗干净，减少洗涤剂在皮肤上的残留；使用刺激性的洗涤剂时，应开窗通风，减少有害气体对人体的影响；如果出现头晕、过敏等症状，及时到医院就诊。

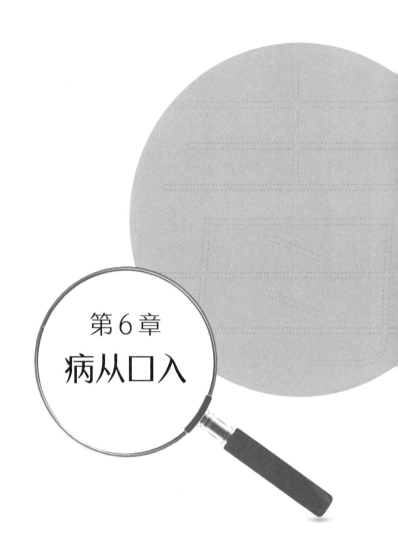

第6章
病从口入

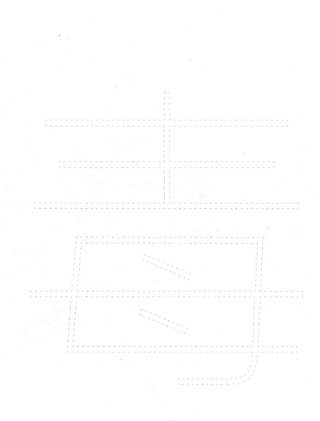

21 因一盘隔夜菜，68岁老伯人没了！脓毒症，凶险！

68岁的洪伯又吐又拉，硬扛了两天后陷入了昏迷，因病情危重，被紧急送来浙江大学医学院附属第一医院急诊科。当时，他的"肠源性脓毒症"已经引发全身多器官功能衰竭。最终，老人因抢救无效"走了"。而这一切的罪魁祸首，竟是一盘隔夜的辣椒爆炒猪大肠。急诊科专家痛心呼吁：隔夜菜真的会要命！

痛心！68岁老伯被隔夜菜撂倒了，再没能醒来

68岁的洪伯是江西人，跟随女儿、女婿在杭州定居多年。洪伯的身体一直不好，被慢性乙肝折磨了30年，不仅有高血压，还有冠心病，2021年查出肝癌并经过手术治疗，如今正在接受靶向治疗。

女儿、女婿的生意繁忙，起早贪黑，常常顾不上吃饭。洪

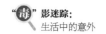
伯心疼他们，尽管自己的身体不好，但还是坚持做饭，但他做饭总有个习惯，就是前一天的晚饭多煮一点，做得花样丰富一些，第二天孩子们去工作后，他自己早上喝牛奶、豆浆，吃包子，中午直接热一热前一晚烧好的饭菜。

适逢周六，杭州的气温反常地高达30℃，精神很好的洪伯特地做了自己的拿手好菜——辣椒爆炒猪大肠。结果，周末女儿、女婿的生意更忙，晚饭没能在家吃，三分之二的菜都被剩下了。当天傍晚的气温骤降，洪伯想着已经立冬，烧好的菜没那么容易腐败，一直摆在厨房里等女儿、女婿回来，后面彻底把剩饭和剩菜要放进冰箱里这回事给忘记了。

第二天中午，他用微波炉稍微加热了剩饭、剩菜后，本着不浪费的原则，将炒大肠和米饭一扫而光。吃完后，他午觉醒来就感觉肚子有点不舒服，紧接着开始恶心、呕吐。以为只是吃坏了肚子，洪伯自己找了"蒙脱石散"吃后，腹泻的情况稍稍得到缓解。没想到当晚他又发烧，体温最高达40℃。这个时候，洪伯依旧没想到要去医院，自己在家找了"感冒灵"和"布洛芬"来吃。

第三天清早，女儿发现洪伯已经躺在床上意识模糊，对其呼之不应，被120救护车紧急送来浙大一院。"当时，这名患者来医院时，意识淡漠，情况很危急。"急诊科主任陆远强带领专家团队接诊了洪伯，经过一系列的检查，洪伯被诊断为肠道感染而引发脓毒症、感染性休克、体内酸碱失衡、内环境紊乱以及急性肝肾功能衰竭和呼吸衰竭等一系列的病症，被紧急送入急诊重症监护室进行抢救。

由于洪伯送医的时间过晚，加之他本身有严重的基础性疾病，在陆远强主任的带领下，急诊和急诊重症监护室的医护人员拼尽全力与"死神"拉扯了1周后，洪伯的病情没能好转，最终全身多器官衰竭，撒手人寰。洪伯的女儿、女婿伤心欲绝："没想到隔夜饭菜竟然把爸爸'送'走了！"

警醒：脓毒症为何如此凶险？

鲜活的生命就这样戛然而止，陆远强主任痛心疾首。脓毒症究竟是一种什么病？为什么会如此凶险？陆远强主任解释，脓毒症是世界上最古老的疾病之一，人们对于它的认知与探索最早可以追溯到古希腊时期，但至今未能完全控制这种疾病。它是由细菌等病原微生物侵入机体而引起的全身炎症反应综合征，正是因为"敌人"太强了，人体的免疫系统被打"崩溃了"，进而会诱发休克、多器官功能衰竭，甚至死亡，尤其是在不能早期识别及治疗的时候。

《中国脓毒症/脓毒性休克急诊治疗指南（2018）》显示，全球每年脓毒症患病的人数超过1900万，其中有600万患者死亡，病死率超过1/4，如果能在感染1小时内得到正确的诊治，患者的存活率将达到80%以上；如果在感染6小时之后才被诊治，患者的生存率就会下降到30%。所以，早发现，早治疗，至关重要。

"大部分人对脓毒症可能比较陌生，感染是引发脓毒症的重要因素，往往是从生活中的'不经意'开始造成严重后果的。"陆远强主任说。洪伯的血液中检测出大量的"大肠杆菌"，引发了洪伯的肠道感染，因没有及时治疗，再加上洪伯的基础疾病多，自身免疫力低下，感染迅速加重攻破了洪伯身

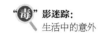
体的免疫系统后，大肆攻击他全身的各个脏器，引发强烈的炎症风暴，最终导致感染性休克和多脏器功能衰竭。

每年夏秋季，浙大一院急诊科经常接诊到吃剩饭、剩菜而引发健康问题的患者，轻者出现腹痛、腹泻、呕吐，重者出现脓毒性休克，危及生命。最频繁中招的，集中在 60 岁以上的人群，他们往往更勤俭节约、爱惜粮食，不舍得丢弃剩饭、剩菜。但剩饭、剩菜一旦保存不当或时间过长，就会变成各种细菌微生物安家落户、繁衍生息的"乐园"，吃下去变质后的食物后，病菌就会进入人体大肆破坏，引发疾病。

陆远强主任特别建议，日常烧菜最好做一次性的量，不要做得太多；每次热菜时要把食物彻底热透，如食用后出现恶心、呕吐、腹泻等胃肠道不适，或发热、气促等症状时，一定要及时就诊，严重的感染会进展为脓毒症，威胁生命。而且，脓毒症并不一定只从"口"入，如果身体的免疫力低下的话，**手上破口、被蚊虫叮咬、智齿发炎等**，这些日常可见的小毛病都有可能引发脓毒症。当身体出现寒战、发热、心慌、气促、酸中毒、精神状态改变等，必须引起重视。

专家强调：隔夜菜不能吃，千万别不当回事

1.隔夜绿叶菜

新鲜蔬菜的亚硝酸盐的含量极低，大家不用担心。但储存过久、腐烂的和烧熟后常温久置的绿叶菜中的亚硝酸盐会有所增加，最好低温冷藏，但也不要存放太久，蔬菜现做现吃，营养价值和安全性都要好很多。

2.隔夜海鲜

螃蟹、鱼类、虾类等海鲜，隔夜后会产生蛋白质降解物，损伤肝、肾功能。

3.久放半熟鸡蛋

很多人都爱吃半熟鸡蛋，可是这种蛋的杀菌不彻底，再加上鸡蛋的营养丰富，格外容易滋生细菌。久放后食用易发生危险，所以，鸡蛋最好即煮即吃。

4.菌菇类

银耳、蘑菇、黑木耳等，都极容易残留亚硝酸盐。如果放的时间实在有点久，会滋生致病微生物，必须忍痛扔掉。

5.隔夜卤菜

即使把卤菜放在冰箱里也并非绝对"保险"，冰箱里易滋生霉菌和嗜冷菌等。

6.隔夜凉拌菜

凉拌菜在加工的时候就已经受到了较多的污染，若将它隔夜保存，即使是冷藏，也很有可能已经变质了。

虽说大部分的隔夜菜如果储存得当，24小时之内食用，不会给健康带来过大的威胁；但具体问题具体分析，对于身体抵抗力较弱的老人、小孩和孕妇，隔夜菜能不吃还是最好不吃。

小 知 识

脓毒症（sepsis）是由细菌等病原微生物侵入机体引起的全身炎症反应综合征。除全身炎症反应综合征和原发感染病灶的表现外，重症患者还常有器官灌注不足的表现。脓毒症的发生率高，全球每年有超过1800万严重的脓毒症病例。脓

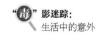

毒症的病情凶险，病死率高，全球每天约 14000 人死于其并发症。据国外流行病学调查显示，脓毒症的病死率已经超过心肌梗死，成为重症监护病房内非心脏病患者死亡的主要原因。近年来，尽管抗感染治疗和器官功能支持技术取得了长足的进步，脓毒症的病死率仍高达 30%~70%。脓毒症的治疗花费高，医疗资源消耗大，严重影响人类的生活质量，已经对人类健康造成巨大的威胁。

治疗和预防脓毒症最有效的方法是以脓毒症的发病机制为基础进行治疗和预防，但是遗憾的是目前脓毒症的发病机制仍未完全阐明。在这种情况下，针对发病原因应做好临床各方面的预防工作，努力降低诱发感染的危险因素对脓毒症的治疗和预防有着重要的作用。随着医学研究的进步，大样本、多中心的临床随机对照研究会给脓毒症的治疗带来更多的循证医学证据，未来的脓毒症机制的阐明一定会为脓毒症的治疗和预防带来新的希望。在日常生活中，提倡健康的饮食生活，避免进食容易引起肠道感染的不洁饮食，若出现感染症状，及时就医，同时提高身体免疫力，以减少脓毒症的发生。

22 大吃大喝！34 岁宝妈差点把自己"补"没了——高脂血症引起急性胰腺炎！

　　一不留神，秋老虎来袭，气温又"高烧"到了 37℃。繁忙的浙江大学医学院附属第一医院急诊科接诊了从外院转诊来的 34 岁宝妈优优。刚生完宝宝的她还在坐月子，却因腹部疼痛难忍，总是恶心想吐，被紧急送医，她被诊断为"高脂血症胰腺炎"。抢救过程中，专家从她的血中滤出了好多油。罪魁祸首竟是产后"大补"、营养过剩。其实，不仅仅是产妇，逢年过节或是假期，急诊科都会收治因大吃大喝差点要命的患者。吃，事关健康，甚或人命。

34 岁宝妈月子里送医抢救，半管血、半管油

　　优优和其老公晚婚晚育。夫妻俩一直忙着各自拼事业，去年才步入婚姻殿堂，并将"为人父母"提上议事日程。备孕、怀孕、生产……经济条件优渥的优优"晋级"为宝妈的征途，

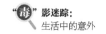
还算顺利。

唯一的波折是，在怀孕第 37 周时，优优因为羊水偏少，做了剖宫产，产前为了增加羊水，她拼命喝鸡汤、鱼汤，还吃了很多的西瓜、黄瓜、哈密瓜，临产前 1 周的时间里，体重至少增加了 5 斤。

"女人月子坐不好，后悔一辈子，营养千万不能亏！"产后，婆婆心疼儿媳生娃遭了罪，为了让优优恢复"元气"，并保证充沛的奶水供应，变着法地给她做月子餐。优优每天吃 6 顿，猪蹄汤、鲫鱼汤、鸽子汤、甲鱼汤，从没断过。这期间，她还吃了猪心、猪肺、猪肚、牛羊肉等各种美味佳肴，并且猛吃鸡蛋，一天甚至能吃六七个。优优说："我三十大几才第一次生娃，自然是想把最好的营养给宝宝。"

产后还不到 3 周的时间里，身高 1.6 米的优优的体重从"卸货"后的 110 斤增到了 130 斤。还没等出月子，她却开始觉得腹部疼痛难忍，从肚脐眼上面蔓延到几乎整个腹部和后背部、腰部，总是恶心想吐，一天甚至要吐好几次，吐到没东西吐为止。疼了快 1 周的时间，实在忍不住的优优在家人的陪同下，到生产宝宝的医院就诊，经过腹部CT检查显示，优优的"胰腺周围有广泛渗出性改变"，该医院建议她紧急转诊至浙大一院急诊科。

浙大一院急诊科主任陆远强带领团队接诊了优优。令现场医护人员吃惊的是，从优优手臂血管里抽出的血液竟然为半管血、半管油（图 22.1）。再抽一次，同样还是半管血、半管油。验血结果显示，优优的甘油三酯高达 70mmol/L（正常范围为 0~1.7mmol/L），是正常人的近 70 倍，结合优优的病史和其他的检查结果，她最终被确诊为高脂血症引起的急性胰腺炎。

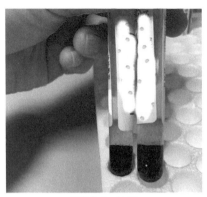

图 22.1　抽血

大补特补，可能会补出问题

专家介绍，急性胰腺炎（图 22.2）是多种病因导致胰酶在胰腺内被激活后引起胰腺组织自身消化、水肿、出血甚至坏死的炎症反应。根据其最常见的病因，分为胆源性胰腺炎、酒精性胰腺炎及高甘油三酯血症性胰腺炎，以急性上腹痛、恶心、呕吐、发热等为特点。作为最常见的消化系统急症之一，它发病急、进展快、并发症多，容易由局部发展累及全身器官和系统，重度胰腺炎的病死率可达 15%~35%。

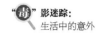
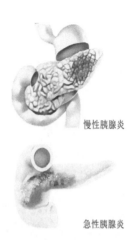

慢性胰腺炎

急性胰腺炎

图22.2　慢性胰腺炎与急性胰腺炎

　　急诊科专家在给予优优禁食、止酸、留置胃管、胃肠减压、联系肾脏病中心行血脂分离等治疗后，她的甘油三酯指标下降到个位数，病情基本稳定，看着被分离出来的大半袋油脂，想到因为用药期间不能哺乳，宝宝只能暂时断奶，好心办了坏事，优优为此后悔不已。

　　"患者在坐月子期间，摄入了大量的高脂、高糖、高蛋白食物，这迫使胆液、胰腺分泌增加，增加了宝妈胰腺炎发病的概率。在急诊科，急性胰腺炎是一种很危险的急腹症，尤其是重症急性胰腺炎，死亡率高，产褥期发病的危险性更大。"陆远强主任介绍，最近几年，由于暴饮暴食、大量饮酒引发急性胰腺炎的病例也逐渐增多，最多1个月里能接诊10多位胰腺炎患者，节假日期间胰腺炎患者的数量更是明显增多。"大吃大喝"会刺激胰腺、肝脏猛烈分泌胰液、胆汁，造成胰胆两条"河流"暴涨，导致里面压力骤升，从而导致急性胰腺炎的发生。

高脂血症诱发胰腺炎的原理是什么？

高脂血症是由各种原因导致的血浆中的胆固醇、甘油三酯以及低密度脂蛋白水平升高和高密度脂蛋白过低的一种全身代谢异常疾病。短时间内吃大量的蛋白质及脂肪类食物后，血清甘油三酯会显著升高。一方面会促使乳糜微粒形成，血黏度增高，导致毛细血管栓塞，引起胰腺微循环障碍及胰腺细胞功能障碍；另一方面，甘油三酯堆积在胰腺中，激活的胰酶会使甘油三酯分解为大量的游离脂肪酸，剩余未与白蛋白结合的游离脂肪酸呈很强的毒性，易引起胰腺腺泡细胞和小血管损伤，从而导致急性胰腺炎的发生。随着病情的进展，还可能并发有低钙血症、乳酸酸中毒、全身炎症反应、器官衰竭等。

科学进补，过犹不及

"民间通常认为产后气血大亏，需要大补，吃得越多越好。实际上，宝妈从十月怀胎到坐月子的过程中，都需要科学进补，合理均衡饮食。"浙大一院产科专家强调，妊娠期高脂血症可引发血液黏稠度增加，导致孕妇心血管疾病的风险提升，且过多的血脂沉积在胎盘血管壁，胎盘的血流受阻，胎盘的血液供应不足，诱发胎儿缺血、缺氧，甚至流产或死胎，严重威胁孕妈妈及胎儿的生命，应予以重视。"产妇生产后，身体的分泌及代谢水平还没有完全恢复，这时候可以适当增加营养，补充一些高蛋白食物是可行的，但还是要循序渐进。如果一味猛补，过多摄入高脂肪、高蛋白，身体一下子吃不消，反而会补出问题。"

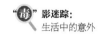
如何预防高脂血症急性胰腺炎？

● 改变饮食习惯

减少饱和脂肪酸的摄入，少吃一些动物的油脂或高热量食物，少食富含胆固醇的食物，如动物内脏、鱼子等食物。

控制糖类的摄入，不喝甜饮料，不宜过多食用米、面等谷类及由蔗糖、葡萄糖制成的食品。

食物尽量少油少盐，少吃辛辣、刺激性的食物，注意均衡饮食，忌食油腻性的食物。不可暴饮暴食，多食用蔬菜、水果，以及高蛋白、低脂肪的食物。

● 科学减重

身体质量指数的正常值在 18.5~23.9，超过 24 的为超重，28 以上的则属于肥胖。肥胖者要适当减重，在身体耐受的前提下，选择适合自己的运动方式，保持运动的良好习惯。

● 戒烟戒酒

烟酒中的刺激性物质能够促进胰液分泌，引起肝胰壶腹括约肌痉挛，从而诱发胰腺炎症。

通过日常饮食及生活习惯的调整，我们可以有效预防高脂血症性急性胰腺炎的发生。对于高危患者，尤其是孕期及产后哺乳期，需定期复查血脂，戒酒，避免暴饮暴食，坚持低脂饮食，控制体重，必要时需在医生的指导下服用降脂药，防止胰腺炎的发生及复发。

小 知 识

急性胰腺炎是一种常见的消化系统急症，突发腹部剧烈疼痛，常会累及全身器官，有时会进展为病情凶险、病死率高的重症急性胰腺炎。胆道疾病为第一大病因，近年国内统计结果显示高脂血症已超过酒精而成为第二大病因。因高脂血症所致的急性胰腺炎与血清甘油三酯水平显著升高密切相关，因此其又被称为高甘油三酯血症性急性胰腺炎。控制血脂水平是预防高甘油三酯血症性急性胰腺的重要方式。研究表明，血清甘油三酯 ≥ 11.3mmol/L 的人群发病率是血清甘油三酯 ≤ 5.65 mmol/L 的人群发病率的 2 倍。将血脂水平控制在 5.65mmol/L 以下，发病风险会大大下降。故针对血清甘油三酯升高的人群，应通过运动、饮食、药物治疗等方式控制血脂水平，减少急性胰腺炎发病的风险。

23 饮料当水＋顿顿聚餐！血管抽出"草莓牛奶"！

一首《什么都想吃》唱出广大吃货的心声，但把饮料当水喝，经常大鱼大肉真的好吗？浙江大学医学院附属第一医院急诊科紧急接诊了一位陷入半昏迷的女士芸芸。接诊时她语无伦次，意识不清，完全认不出自己的孩子和老公，而罪魁祸首就是大吃大喝！

一顿顿酒席后，39 岁女士"不行了"

39 岁的芸芸躺在浙大一院消化内科病房里，对自己近期的遭遇后悔不已。芸芸说春节的这一两个月来，几乎顿顿大鱼大肉，没碰过白开水，只喝可乐、雪碧，开心时还喝上几杯白酒，没想到只是吃吃喝喝就能把自己置于险境之中。

身高 1.63 米的她，体重约为 135 斤。其丈夫平时做小生意，她就全职负责做家庭主妇，上要侍奉四位老人，下要照顾上中学和上小学的儿子。她平时经常忙得脚不沾地，上一次体检也是3年前做的，日常根本顾不上自己。

春节期间，一直在外做生意的丈夫有大把空闲时间待在家里，为了让一年到头忙于操持家务的妻子有时间休息，其老公主动提出替芸芸承担绝大部分的家务。趁此机会，她回娘家走亲戚，和小姐妹聚会，酒席吃了一桌又一桌，一直从1月下旬吃到2月中旬。

"红烧肉、卤猪蹄……你们知道的，我们农村人摆酒向来都是大鱼大肉的。酒席上劝着劝着，酒就一杯一杯下肚了。"从亲戚家吃喝回来的芸芸感觉肚子阵阵作痛，并伴有恶心呕吐。此前，芸芸也曾出现过这样类似"胃不舒服"的情形，都是扛一扛就过去了。因此，这次她也没放在心上。

第二天，芸芸感觉疼痛稍有缓解，就又和老公外出吃饭，把雪碧、可乐当水喝，一中午啃掉4个卤猪蹄。当天下午，芸芸再次出现腹痛加剧，紧接着出现头晕乏力、呼吸急促、神志模糊，更让一家人惊恐的是，芸芸似乎变成了另一个人——脸色苍白、胡言乱语、躁动不安，连最亲近的老公和两个儿子都认不出来了，嘟囔着"不要靠近我！不要靠近我！滚开！"随即陷入半昏迷的状态。

一家人连夜将芸芸送来浙大一院急诊科。入院时，芸芸老公向医生描述了其妻子的病情时提到"呼吸中有烂苹果的气味"，这点让医生"摸"到病情的端倪，高度怀疑是"酮症酸中毒"。此时，芸芸全身冰凉，血糖高达36mmol/L，超出正常值的6倍，血气分析pH为7.07（正常血液的pH是7.35~7.45），血酮、血脂和血淀粉酶均显著升高，同时有严重的电解质紊乱，

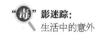
氧饱和度指数也低于正常的水平。综合其他各项检查及症状体征，专家确诊芸芸为糖尿病酮症酸中毒和高脂血症引起的急性胰腺炎，病情十分危急，随时可能有生命危险。

血液竟是粉白色，像我们常喝的草莓牛奶

严重的酮症酸中毒随时可能会导致芸芸的心跳停止。时间就是生命，由浙大一院急诊科主任陆远强带领团队立即对芸芸进行了抢救。令现场医护人员吃惊的是，从芸芸手臂血管里抽出的血液竟然是罕见的粉白色。再抽一次，一样还是粉白色，如同"草莓牛奶"，比较浓稠，检验仪器差点无法识别。

怎么会这样？陆远强主任解释，高脂食物中的脂肪进入人体后会经过小肠的消化、吸收，转化为细小的乳糜微粒而进入血液。假如长期摄入过量的脂肪，使乳糜微粒（甘油三酯类物质）密度超标，血清会呈现出黏稠、浑浊的乳白色或者粉白色，称之为乳糜血。乳糜血会导致坏死性急性胰腺炎，还会导致血栓的形成。"正是这些大量游离的甘油三酯等脂类物质留存在血液内，就会造成抽血过程中半管血、半管油的现象。这位患者还不知道自己有糖尿病，但是她的血糖值一直偏高。每年我们接诊的酮症酸中毒患者中，都有像她这样初次确诊糖尿病的情况。"陆远强主任介绍，芸芸患上糖尿病却自己一直没发觉，口干、多饮、多尿等症状其实已经有1年多。这次发病前芸芸的体重已经下降了4千克，并伴有重度乏力。从春节开始后1个月的时间里，她暴饮暴食，大量饮用甜饮料，又喝酒，将自己推入险境。

急性胰腺炎会导致胰岛功能受损，加上芸芸作为糖尿病患

者的胰岛功能原本已受损，从而会引起人体严重的代谢紊乱，血糖、血酮升高，发生糖尿病酮症酸中毒。这种情况下，患者还很可能出现消化道出血、严重的电解质紊乱、脑水肿、低血容量性休克、全身多脏器功能衰竭，甚至死亡。

经过将近 24 小时不间断的奋力抢救，芸芸的酮症得到纠正，脱离了生命危险，随后被转入消化内科病房进行急性胰腺炎的进一步治疗。

酮症酸中毒是糖尿病严重的急性并发症，其诱因有急性感染、治疗不当、饮食失控、肠胃疾病等。由于人体缺乏将葡萄糖送入细胞内的胰岛素，细胞无法获得能量，就会迫使人体分解脂肪作为燃料。而分解脂肪的过程中会释放酮体，酮体堆积得越来越多，最后就会超量，演变为酮症酸中毒。

糖尿病酮症酸中毒大多表现为**多尿、口渴、明显乏力、食欲减退、恶心呕吐、呼吸困难、脱水、精神不振、头晕头痛、口中有类似烂苹果的臭味**等。糖尿病酮症酸中毒可能引起感染、肾功能衰竭、急性肝损害等更多的病症。它发病急，进展快，如果治疗不及时，患者会陷入昏迷，甚至有生命危险。

你误以为的"胃痛"，其实是胰腺在"报警"

早在入院前几天，芸芸的肚子已经阵阵作痛，并伴有恶心呕吐，她以为是"胃不舒服"，所以也没当回事。其实，这是胰腺在"报警"。

"进食高蛋白、高脂肪的食物，特别是暴饮暴食会引起人体大量分泌胰液，胰管内的压力增高，胰酶溢出，胰腺组织自我消化，极易发生急性胰腺炎。"浙大一院消化内科副主任徐承

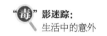
富主任医师解释，胰腺这个器官有着丰富的血管，如果被油脂堵住，会引起胰腺的微循环障碍以及毒性物质释放、损伤细胞，进而诱发胰腺炎。

急性胰腺炎是多种病因导致胰酶在胰腺内被激活后引起胰腺组织自身消化、水肿、出血甚至坏死的炎症反应，多见于胆石症患者、大量饮酒和高甘油三酯血症患者，以急性上腹痛、恶心、呕吐、发热等为特点。据了解，芸芸属于中重症胰腺炎，病情被控制住后，还需要一段时间才能完全治愈。临床上，重症的急性胰腺炎以胰腺坏死为主，在24小时之内就能致死，死亡率高达50%。

如何区别是胰腺炎引发的腹痛还是胃痛？

专家给我们提供了几个在日常生活中辨识的小技巧。

1.**疼痛部位不同**：胰腺炎引发的腹痛常是急性发作、持续性的上腹疼痛，平躺时会加重，前倾坐位、弯腰和侧卧蜷曲时，疼痛就会减轻，有些人疼起来时后背也会疼；而胃痛，一般在恶心呕吐之后会稍稍得到缓解，不会出现后背疼痛的情形。

2.**既往病史不同**：如果以前患过胆结石，疼痛较为剧烈，恶心呕吐，并且有腹胀等表现，要高度怀疑是不是胰腺炎引发的；如果既往有慢性胃病的病史，经常反复发作，上腹部轻微的胀痛不适，有其他嗳气消化不良的表现，有可能是胃炎引起的胃痛。

"几乎每年，我都要接诊数十例高脂血症急性胰腺炎患者，以年轻人居多。这类患者有个共同特点，就是爱吃油腻食物。"徐承富副主任说，现在年轻人的工作压力大、生活节奏快，一天下来，那些无法宣泄的压力靠吃东西来排遣。但是，我们的身体要比我们想象中的脆弱得多，过度放纵自己的欲望，最后就要为健康还债。

 小 知 识

　　糖尿病酮症酸中毒指糖尿病患者在各种诱因的作用下，胰岛素明显不足，生糖激素不适当升高，造成的高血糖、高血酮、酮尿、脱水、电解质紊乱、代谢性酸中毒等病理改变的症候群，系内科常见的急症之一。诱发糖尿病酮症酸中毒的主要原因为感染、饮食或治疗不当及各种应激因素。对于未经治疗、病情进展急剧的 1 型糖尿病患者，尤其是儿童或青少年，糖尿病酮症酸中毒可作为首发症就诊。

　　酮症酸中毒按其程度，可分为轻度、中度及重度 3 种情况。轻度实际上是指单纯酮症，并无酸中毒；有轻、中度酸中毒者，可列为中度；重度则是指酮症酸中毒伴有昏迷者，或虽无昏迷，但二氧化碳的结合力低于 10mmol/L，后者很容易进入昏迷状态。

　　糖尿病酮症酸中毒有反复发作的倾向，故在酮症或酮症酸中毒纠正以后，患者应对其诱因保持警惕，坚持正确的治疗方式，发生感染时及早进行有效治疗，并及时调整胰岛素等降糖药物的剂量，以防糖尿病酮症酸中毒的再次发生。

24 3天吃下20多个柿子！男子发生肠梗阻，被急送抢救室！

立秋核桃白露梨，寒露柿子红了皮。进入深秋，大量的柿子成熟，被采摘上市。朱红的柿子为秋天增添了一抹绚丽的色彩，"好柿当头、喜柿多多、万柿如意"，高颜值的柿子自带谐音梗，买来讨到一份好彩头。那一口下去，更是软软糯糯，香甜无比。但是很多人不知道，柿子吃多了，也会吃出问题。浙江大学医学院附属第一医院急诊科就接收了因吃柿子而遇险的患者。

3天吃了20多个柿子，肠梗阻了

"柿子的甜是真甜，没想到吃柿子，还会进医院……"在浙大一院急诊科，50岁金先生正准备出院，说起这次住院的经历，他懊悔极了，自己吃进去的柿子，足足让他痛了两天，一查，居然发生肠梗阻了。

金先生在国庆期间，往家里买了一筐柿子，就将其放置在沙发边。柿子的个头不大，是小小的山柿。这些柿子慢慢开始变红，软软的，甜甜的。在家休息的金先生边看电视边品尝美味的柿子。"看它们一个个红起来，我就一个个吃掉了，很小一个，吃起来也很快，每天至少吃掉六七个。"金先生连续3天吃了20多个柿子。当日晚饭后，发现自己有点不对劲了，胃胀胀的。"我以为自己消化不良，想促进消化，就开始跳绳，跳了百来个，也没有得到缓解，想干呕，也呕不出，肚子也开始痛起来。"

10月8日凌晨，金先生被家人紧急送来浙大一院急诊科。浙大一院急诊科主任陆远强带领专家团队接诊后，给金先生做了相关的检查后，判断是大量食用柿子后，又进行跳绳等剧烈运动，所以柿石堵在了肠道中，形成了肠梗阻。急诊科医生为金先生进行禁食、胃肠减压、补液等一系列的对症治疗。两天后，他的情况好转，准备出院。

过量吃柿子，可能引发柿石症

"患者出现了肠梗阻，所以有腹痛胀气，不排便，不排气。"急诊科医生介绍，柿子里的鞣酸的含量比较高。鞣酸又叫单宁酸，鞣酸到了胃腔之后和胃酸接触，会形成不溶于水的沉淀物。同时，这些沉淀物还会吸附胃里的食物残渣，像滚雪球一样，越滚越大，形成柿石。如果柿石比较小，可以通过肠腔，以粪便的形式排出体外。如果为中等大小，在肠腔里可能会形成堵塞，甚至出现肠穿孔、坏死、感染等。如果柿石很大，对其放任不处理，则会滞留在胃里，不断刺激胃黏膜，造成胃溃

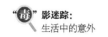
疡，严重的会出现胃出血、胃溃疡和胃穿孔。"谁知道，吃柿子还能吃出问题了，我以后再也不这么吃了。"金先生心有余悸。

陆远强主任介绍，在浙大一院急诊科，每年在柿子大量上市的季节都会接诊像金先生这样的患者。柿子好吃，也有丰富的营养价值，但是不宜多吃，要根据个人体质和身体情况适量使用。

吃柿子的小提示

1.控制数量，尽量去皮

成人食用柿子时，每天最好不要超过2个。老人、小孩以及胃肠不好的人，最好每天不要食用超过1个柿子。吃的时候，最好去皮，因为柿子皮中的鞣酸含量最高。

2.不宜空腹吃

空腹时胃酸较多，容易形成柿石。

3.不宜和海鲜同食

吃柿子时不和虾、鱼、螃蟹等一起食用，因为海鲜中的蛋白质和钙质比较高，易与鞣酸结合，也会加速柿石的形成。

4.吃时尽量选软柿子

在选择柿子的时候，建议"柿子挑软的捏"。成熟的软柿子中鞣酸的含量的确比硬柿子少，可以减少形成柿石的可能。

5.糖尿病患者、贫血患者要少吃

糖尿病患者最好不要食用柿子或者少食，因柿子的含糖量比较高，吃后很容易被吸收，使血糖升高。同时，鞣酸容易与铁元素结合，形成沉淀，所以，缺铁性贫血患者在服用铁剂后不宜立刻食用柿子。

6.这些水果也要当心

除了柿子之外，梅子、山楂等也是鞣酸的含量比较高的食物，食用的时候也要特别注意。

柿石症是空腹食用大量的柿子后由于柿子内鞣酸与食物中的矿物质、胃酸形成结石后引起的病症。柿石形成后可出现上腹部饱胀、隐痛、食欲缺乏、恶心、呕吐等消化道症状。常见的并发症有幽门梗阻、上消化道出血，严重的可致胃穿孔。柿石多先在胃内形成，经胃、肠蠕动作用或随进食进肠道，并在肠道内逐渐增大，导致小肠内的肠腔变小，负重增加会引起柿石性肠梗阻。

俗话说："病从口入。"养成良好的饮食习惯就能有效预防柿石形成。切记：不能空腹或酒后吃柿子，不吃未成熟的柿子，不要带皮、带核一起吃，也不要一次性过量食用。若食用后，感到胃肠道不适，请及时就诊。

25 呕吐、手抖、神志不清！新冠病毒感染后没正确喝水，可能危及生命

不知道你在新冠病毒感染中是否被撂倒？初次被撂倒的人往往会出现发热、咳嗽、咽喉干痒肿痛等情况。"多喝热水"的叮嘱不绝于耳，每个"小阳人"的床头，常备一大壶水，通过大量喝水来补充身体因大量出汗而丢失的水分。殊不知，水也不能随便乱喝。在浙江大学医学院附属第一医院急诊科，有些人就因为喝错水出危险了！

65 岁、22 岁都中招，喝水喝不对也会惹"病"上身

65 岁的李伯没有基础疾病。日常生活中，李伯治疗小病小痛的"法宝"就是多喝开水。初次经历新冠病毒感染之后，李伯全身酸痛，发烧至 39℃。在吃了退烧药后，他一边出汗，一边喝了两个暖水瓶的白开水。第 2 天虽然李伯成功退烧，李伯的老伴却在第 2 天下午发现他的不对劲——李伯头昏，伴有恶

心、呕吐，家人紧急将他送往浙大一院急诊科。经过急诊科专家的检查，李伯血液中的钠离子含量为 122mmol/L（正常值在137~147mmol/L），李伯的种种症状正是由于严重的低钠血症（图 25.1）造成的。经过积极的对症治疗，他痊愈出院。

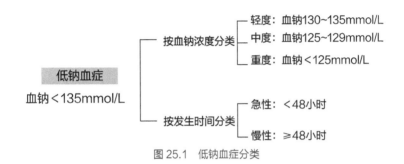

图 25.1　低钠血症分类

无独有偶，22 岁的大男孩家明平时身体不错，很少生病，初次经历新冠病毒感染之后一直发烧，体温持续在 38.5℃退不下去。发烧后，一方面由于没有食欲，没有摄入盐分，另一方面秉承了"多喝热水"的观念，耿直的家明在患病期间基本上除了吃药就是喝白开水，捂出一身汗后再继续喝水。自己强撑了三四天后出现了全身乏力、嗜睡、手抖及精神恍惚等症状。"送医前，他腿部和上臂的肌肉也异常紧绷，真是吓死人了！"其女朋友将家明送来浙大一院后，他同样被诊断为"低钠血症"，在给予对症治疗后明显好转，如今已经痊愈出院。

低钠血症，应引起大家的高度重视

浙大一院急诊科主任陆远强介绍，有些患者因无法饮食、连续呕吐导致钠离子大量丢失而无法正常摄入，使得血钠浓度在 110mmol/L 以下；有些则是过量饮水造成的低钠血症，需要

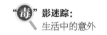
紧急进行输液补钠。正常情况下，人体内的细胞被钠和水平衡的溶液所包围，细胞内和细胞外保持着平衡。但当人喝太多的白开水时，肾脏每天只能从血液中排出水分的能力有限，多余的水就会滞留在血管里，引起血浆渗透压下降和循环血量增多，当细胞外的钠浓度被稀释了，细胞内外形成梯度差后，细胞外的水分就会被吸入细胞里，导致细胞水肿膨胀，医学上称此为稀释性低钠血症，俗称"**水中毒**"。

"在因低钠血症出现如昏迷、意识模糊等神经症状的时候，消除一般症状时，我们就认为当天的补钠够了！"陆远强主任介绍，即使是针对严重的急性低钠血症患者，在进行补钠时，速度也不宜过快，要慢慢补钠，血钠提升的速度以在 24 小时内浓度提升 8~10mmol/L 为宜。如果纠正低钠血症过快，就会诱发脱髓鞘改变这一严重的并发症。在纠正低钠血症的过程中，应每隔一段时间监测血钠，同时监测血钾、氯、镁、钙、血气，保持电解质及酸碱的平衡，让机体有充分的适应过程。

过量饮水还会对以下基础疾病的患者带来健康威胁

1.青光眼患者

血浆渗透压降低，使眼球中房水生成速度增加，间接导致眼压升高。本身有青光眼高危因素的人，因调节眼压的能力差，无法及时排出多余的房水，喝水太多使眼压升高，就可能导致发病。

2.慢性肾病患者

肾病患者的肾功能减退，适量喝水能够促进尿液生成，帮助身体的废物和毒素排出体外。但过量喝水会增加肾脏负担，多余水分不能被及时排出，引起身体水肿。

3.心脏病患者

心脏病患者大量喝水会增加心脏负荷，加重病情。

4.胃溃疡患者

胃溃疡患者所服的药物里，大多含有硫糖铝、氢氧化铝凝胶等物质，会对胃黏膜形成保护，若喝水太多，可能会降低药效，不利于病情的恢复。

如何预防低钠血症？

专家介绍，新冠病毒感染期间或当遭遇流感等疾病时，很多人都会有食欲减退、发烧出汗，身体会有大量的脱水，容易失去电解质，包括钠、钾、镁等矿物质。电解质水能够快速解决电解质失衡的问题，帮助身体维持正常的功能。日常商店售卖的电解质饮料有效果，与此同时，淡盐水也可以补充电解质。

每天到底喝多少水合适？

中国营养学会联合中国医师协会等共同发布的《新型冠状病毒感染的肺炎防治营养膳食指导》提出：普通型或康复期患者要保证充足的饮水量，每天1500~2000mL（不到常规1个热水瓶的量）。喝水的最佳方式是少量多次，小口慢饮，每次200mL左右，不建议一次喝500mL以上，也可根据个人情况，调整为蜂蜜水、淡盐水、椰子水、柠檬水等。尤其要注意的是，饮料不能代替日常的饮用水，如果喝了不少含糖的饮料，"阳康"后可能面临超重甚至糖尿病的风险！

167

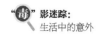

　　血钠<135mmol/L，称为低钠血症。血钠浓度的降低仅反映钠在血浆中浓度的降低，并不一定表示体内总钠量的丢失，总体钠可以正常甚或稍有增加，临床上较为常见，特别在老年人中。主要症状为软弱乏力、恶心呕吐、头痛嗜睡、肌肉痛性痉挛、神经精神症状和可逆性共济失调等。低钠血症的临床表现的严重程度取决于血钠下降的速率。血钠在130mmol/L以上时，极少引起症状。血钠在125~130mmol/L时，表现为胃肠道症状。血钠降至125mmol/L以下时，易并发脑水肿，此时的主要症状为头痛嗜睡、肌肉痛性痉挛、神经精神症状和可逆性共济失调等。若脑水肿进一步加重，可出现脑疝、呼吸衰竭，甚至死亡。

　　为预防低钠血症发生，需注意以下几点。

　　1.合理饮食：日常需要养成良好的饮食习惯，均衡摄入各种营养物质。不可长期保持低钠或者无钠饮食，以免诱发低钠血症。

　　2.科学锻炼身体：平时锻炼时要注意适度，不能过度运动，否则会导致大量出汗，进而会丢失过多的钠离子，诱发低钠血症。

　　3.积极治疗基础疾病：胰腺炎、急性胃肠炎、急慢性肾衰竭等疾病均可能会造成低钠血症。所以，积极治疗上述疾病对于预防低钠血症具有重要意义。

26 死里逃生！阿姨流泪：我吃过"最贵"的鸭——鸭骨头刺破食管

　　北京烤鸭，南京盐水鸭，上海八宝鸭，杭州酱鸭，湖南板鸭，福建姜母鸭……聪明的中国人在吃鸭上，烤、炖、烧、卤、酱、腌、炒、熏……简直吃出了花样。天气寒冷，约上三五个好友，来一锅热气腾腾的笋干老鸭煲，滋补又养生。隔壁小孩已馋哭，但62岁的华姨，却吃了她这辈子"最贵"的一顿老鸭煲：一块"为非作歹"的鸭骨头，让华姨在医院躺了好几天，险些丢了性命。

　　"医生，我第一眼看到你们，就觉得能解决我这麻烦事！"临出院前，62岁的华姨在浙江大学医学院附属第一医院病房对查房专家如是说。别看华姨现在泰然自若、谈笑风生，刚来医院急诊时，所有参与抢救她的医护人员都为她捏了把冷汗。

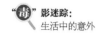
无法拒绝的鸭头诱惑，阿姨却被撂倒了

62岁的华姨自从两年前的冬天因冠心病、急性心肌梗死做了冠脉支架置入手术，之后她特别注意养生保健。除了日常服用药物来防止再次发生血栓，华姨还坚信"药补不如食补"，尤其是立冬之后要多吃一些温热补益的食物，不仅能强身健体，还能起到很好的御寒作用。孝顺的儿子知道华姨喜欢吃鸭肉，特地托人从乡下抓了只土鸭给她进补。热情好客的华姨特地做了一锅笋干老鸭煲，配上几个家常菜，邀请小姐妹们前来家中聚餐。久未相聚的老朋友把盏言欢，她们还贴心地把华姨最喜欢吃的鸭头留给她。华姨从鸭颅骨啃起，咬下一块，吮吸，把美味的鸭头肉嗫下来，随后品尝丝滑软糯的鸭脑……正十分惬意时，华姨一个不留神，一块没来得及吐出来的鸭骨头竟然顺着嗓子眼滑了下去，疼痛感接踵而至。

先是大口吞几口米饭，接着拼命咳嗽，还有反复挖喉咙催吐、使用海姆立克急救法。这套"组合拳"打下来，距离被骨头卡住过去了一个多小时，华姨吞咽时产生的疼痛感没能得到缓解，反而觉得胸口也有些痛。

但是华姨却没有急着去医院就诊，反而觉得多吃东西，肯定能把鸭骨头顺带吞到肚子里。她坚持把老朋友都送走，又像往常一样三餐吃面包和米饭。过了3天后，华姨因胸口疼痛、呼吸困难被送往家附近的医院就诊。

华姨有冠心病、心肌梗死病史，接诊医院的医生最初以为是华姨的老毛病又犯了。听她回忆起3天前吞了鸭骨头，但不知道是否被消化的事情后，医生紧急安排胸部CT。

CT显示，华姨的食管下段近贲门处有横跨食管的异物，并且有双肺炎症，伴有严重的胸腔积液。外院专家多学科综合治疗后，诊断华姨发生了食道异物穿孔感染、败血症、胸腔及纵隔感染，需要及时切除受损的食管以及清除胸腔内受感染的组织。因为她既往发生过心肌梗死，又一直在服用抗血小板药，手术的风险极高（术中出血不止），该院建议华姨转诊至浙大一院进一步治疗。

扎破食管的这根夺命骨头，因这个动作更危险

被送来浙大一院时，一向乐观开朗的华姨也忍不住害怕地抹眼泪："上家医院说，如果浙大一院看不了，就是没办法救了！"围绕华姨的病情，浙大一院急诊科主任陆远强带领团队第一时间启动床边多学科综合治疗，在场医生倒吸一口凉气，这根鸭骨头可是个"刺头"——体积不大却异常尖锐，它紧紧地卡在华姨的食管末端，已经刺穿了食管。

耳鼻喉科、消化内科、普胸外科、麻醉科等专家紧急会诊后一致认为：要尽早取出异物，但华姨因为基础疾病，身体状况不适宜外科手术，建议通过消化内镜试试看。但在取出的过程中也可能会出现加重出血、加重穿孔，甚至进一步刺破肺主动脉的险情。普胸外科专家在一旁待命，如果取不出来或者出现意外，就立刻进行气管插管，进行开胸手术。

紧接着，在麻醉科的支持下，消化内科马涵副主任医师应用娴熟的内镜技术为全麻的华姨做了"内镜下食道异物取出术"。内镜从咽部进入后，用专用的异物钳小心翼翼地夹住食管深处的鸭骨头一端，轻轻拔出，旋转方向，调整角度，再调

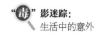

整角度！使扎在食管穿孔外的鸭骨头尖锐部分退出来而转入食管腔内。此时此刻，团队一片静默，每个人都屏住呼吸，手心都捏着一把汗，生怕丝毫的声响抖动了"镜子"。这时稍有闪失，华姨将有生命危险。在专家的一双巧手下，终于顺利取出了这个"大麻烦"（图26.1）。术后，华姨转入消化内科病房观察，病情平稳后顺利出院。

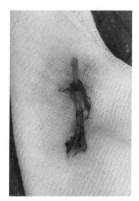

图26.1　鸭骨头

消化内科马涵副主任医师说，华姨**在卡到鸭骨头后仍反复地吞咽食物**，这个动作非常危险，不仅使异物嵌顿无法缓解，反而会造成异物移位到比较深的地方。正是她的这个动作促使鸭骨头扎透食管壁，从而造成食管穿孔。同时，吞咽其他的食物时，食物残渣会通过穿孔渗入食道周围纵隔里面，引起大面积的感染，如果处理不好，还会穿透大动脉而导致致死性大出血，以及感染、休克，甚至会造成死亡。

异物卡喉，怎么办？

近年来，浙大一院耳鼻喉科和消化内科取过形形色色的食管异物，如硬币、鱼刺、枣核、纽扣、牙刷、刀片、中性笔、假牙套、弹珠等，逢年过节更是急诊不断，不分白天与黑夜赶到医院取异物。但像华姨这样棘手的患者，却不算多见。

消化内科徐萍主任医师提醒大家：美食虽好，细嚼慢咽才益于健康。吃饭时不宜大声嬉笑，进食带有骨头、硬核类食物时尤其小心。如果佩戴假牙，要经常检查假牙是否松动。

食管周围毗邻主动脉弓、支气管等重要结构，当异物嵌顿于食管时，可能损伤毗邻结构，引发严重的出血、气胸等并发症。

不慎被异物卡喉时尽量要做到"三不要"

　　1.**不要盲目地吃东西或者喝水**：如果异物较尖锐或较大，可能会划伤甚至刺穿食道，甚至伤到主动脉，非常危险！

　　2.**不要盲目催吐或导泻**：异物嵌顿至重要的结构附近时，会引起生命危险！

　　3.**不要使用海姆立克急救法**：海姆立克急救法是针对急性呼吸道异物阻塞的，不是针对食道！临床表现和治疗方法完全不同。

　　专家特别强调，当出现食道异物急症时，尽量禁水、禁食，及时就医，以免异物潴留时间过长而引发穿孔及感染风险。一定要第一时间到正规医院就诊。就医时，患者一定要详细说清楚自己吃了什么、喝了什么，这样才能方便医生更好地进行判断。

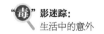

食管异物是指因饮食不慎，误咽异物，如鱼刺、骨片或脱落的假牙等，异物可暂时停留或嵌顿于食管。常表现为食管异物感、吞咽困难、胸骨后疼痛等。严重者可有食管瘘、纵隔脓肿、穿破大血管，甚至危及生命，一经确诊，需立即处理。通常，症状的严重程度与异物的特性、部位及食管壁的损伤程度有关。预防食管异物发生需要养成良好的进食习惯，细嚼慢咽。及时修复损坏的义齿，以免进食时松动脱落。教育小儿改正口含小玩物的不良习惯。

27 提醒！杨梅带核的吃法不清肠，会断肠！

人间六月芳菲尽，唯有杨梅红满枝。又是一年杨梅季。你们吃杨梅吐核吗？

有网友说：老人家说咽下杨梅核可以清肠排毒，把身体里的脏东西带出来。有这种观念的人还真不少。某日，两名肠梗阻患者被紧急送至了浙江大学医学院附属第一医院急诊科就诊，罪魁祸首就是杨梅核。

一人来自衢州，一人来自丽水，都因不吐杨梅核出事了

73岁的李伯一直以来就特别喜欢吃杨梅。在他看来，吃杨梅无须吐核。"老一辈都说，吃杨梅容易上火，吞下杨梅核能下火，杨梅核在肠道走一遍还能带走肠道里的脏东西，清肠通便。为了下火，我一直都是连核带肉一起吃，以前都没事。"恰逢杨梅的成熟季，李伯的亲友给他送来好多又红又大的杨梅，嘴馋

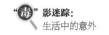
的他一口气吃下半斤多，每次都连核带肉一起吞。

吃完后没多久，李伯就觉得下腹部开始出现阵发性绞痛，本以为过几天就好了，结果随着时间的推移，他的肚子却越来越痛，他甚至吃不下饭。更糟糕的是，连着好几天，他都无法排便，家人见状后将他送往当地医院。

当地医院的急诊科医生听了李伯吃杨梅的描述，怀疑是杨梅核堵在肠道里而导致了肠梗阻。腹部CT检查发现，李伯的腹部确实有不少"亮晶晶"的"小点点"，鉴于数量较多，可能引发肠坏死、肠穿孔。当地医院的医生建议他抓紧时间到上级医院就诊。随后，李伯被送来浙大一院急诊科抢救。

而52岁的田伯的情况更为严重。当地有漫山遍野的杨梅树。6月初，他帮同村人采摘杨梅一筐筐、一篮篮，边摘边吃，非常痛快。连田伯自己也记不得到底连核带肉吞下去了多少个杨梅。当地医院诊断他为杨梅核引起的急性肠梗阻，但胃肠减压等的效果不佳，让他紧急转诊来杭州。他被送来浙大一院急诊科抢救时，肚皮高高隆起像个皮球，面色苍白，疼得冷汗直流。

"像钢珠一样，一颗一颗团成团的高密度影，填满了整个大肠。"浙大一院急诊科主任陆远强回忆，患者的CT（图27.1）显示有密密麻麻几十个的"小点点"，这些就是一直没有被排出的杨梅核。

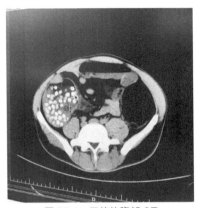

图 27.1　田伯的腹部 CT

其中一人行紧急手术，杨梅核清肠是骗人的

经过急诊科的一系列的抢救，症状较轻的李伯目前已经脱离生命危险。他百思不得其解——这么多年都是连核带肉一起吃来清肠解毒，为什么这次就有肠梗阻了？

陆远强主任向他详细解释，随着年龄的增长，老人家的肠道功能本来就会减弱。李伯还因结直肠癌做过手术，肠道曾经受损过，有肠粘连的好发因素，吞下大量的杨梅核就格外容易诱发肠梗阻。

而 52 岁的田伯就没有李伯那么幸运，他吞下的杨梅核太多，已经将肠道"结结实实"完全堵住。急诊科专家请结直肠外科专家一同会诊，为田伯进一步检查的过程中，专家揪出了导致急性肠梗阻的另一个凶猛"杀手"——肠道肿瘤。

原来，吞杨梅核可能只是个诱因，真正的元凶还是田伯的肠道里长了肿瘤，肿瘤致使肠腔狭窄，而吞下大量的杨梅核后，杨梅核无法自行排出，便引起了肠梗阻。由于情况危急，再拖

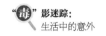
下去可能导致肠坏死、肠穿孔，甚至危及性命，必须马上进行手术治疗。

浙大一院结直肠外科李炎冬主任医师带领团队为田伯进行了肠癌根治切除手术的同时，为他取出了密密麻麻的杨梅核。所幸的是手术顺利，田伯目前已经脱险，不久就能平安出院，后续还要接受进一步的抗癌治疗。

"杨梅核引发了肠梗阻，却意外查出肿瘤，对田伯而言，也是因祸得福。"李炎冬主任医师介绍，正常情况下，人体的肠道是可以通过杨梅核这样大小的物体，但如果肠道里有肿瘤却不自知，在吃一些坚硬、难消化的食物时就会发生肠梗阻。急性肠梗阻后，被堵住的肠子就像气球一样被粪便、气体越撑越胀，当肠壁无法承受压力时，就会"嘭"——破裂，粪便溢出而污染腹腔，从而导致严重的腹腔感染，性命堪忧。

杨梅美味但不宜多吃，每年都有因吃杨梅而送急救的患者

其实，近年来有各类吃杨梅被送来浙大一院急诊科抢救的患者。有过量吃杨梅导致胃出血的患者，有本身糖尿病又吃大量的杨梅而导致血糖飙升的患者，还有本身肾功能不好而吃杨梅却造成高钾血症的患者……这其中，吞食大量的杨梅核进而引起急性肠梗阻的患者更是屡见不鲜。

陆远强主任强调，杨梅核坚硬，无法被人体消化、吸收，如果不慎吞入几颗，一般可通过排便自行排出体外。但如果一次性吞入太多，就会引起胃肠蠕动异常，容易在肠胃积压，特别本身有消化道疾病的患者（如消化道功能紊乱、胃溃疡、消化道肿瘤、幽门狭窄、回盲瓣狭窄、肠粘连、肠梗阻、肠道炎症等），吞入大量的杨梅核容易造成出血、穿孔、肠梗阻等情况，十分危险。吞食杨梅核还可能误入气道，引发窒息风险，尤其是老人和小孩，要更加当心。

此外，杨梅中的鞣酸等酸性物质能够和胃酸一起对胃黏膜产生较大的刺激。如果是本身有胃酸过多、胃溃疡等胃部疾病的患者不宜多吃杨梅，不然容易出现反酸、嗳气。虽然杨梅的含糖量不算特别高，但糖尿病患者同样要少吃慎吃，以免血糖升高而加重病情。

杨梅好吃，有口皆碑。专家再次强调——杨梅核没有清肠排毒的功效，大家吃杨梅等果核大的水果时，不要嫌麻烦，千万要吐核，更不要听信民间偏方，防止意外发生。

小 知 识

肠梗阻是由于各种原因引起的肠内容物运行障碍所致的一组临床综合征。以腹痛、呕吐、腹胀、停止排便排气为特点，是急诊常见的急腹症。按照病因可分为机械性、动力性和血运性肠梗阻。腹部平片显示"气液平面"，是肠梗阻的典型诊断依据。对于95%非肿瘤性肠梗阻，使用保守治疗即可缓解。主要方法有①禁饮食，胃肠减压；②抗感染；③纠正酸碱电解质紊乱；④营养支持治疗。

依据肠梗阻发生的原因，有针对性采取某些预防措施，可有效地防止、减少肠梗阻的发生。

1.对患有腹壁疝的患者，应予以及时治疗，避免因嵌顿、绞窄造成肠梗阻。

2.加强卫生宣传、教育，养成良好的卫生习惯。预防和治疗肠蛔虫病。

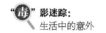
3.腹部大手术后及腹膜炎患者应很好地进行胃肠减压。手术操作要轻柔，尽力减轻或避免腹腔感染。

4.早期发现和治疗肠道肿瘤。

5.腹部手术后进行早期活动。

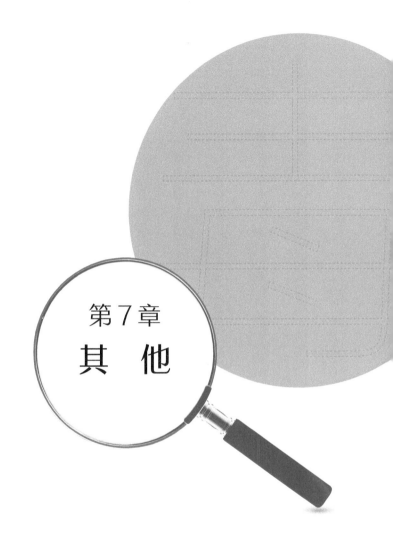

第 7 章
其 他

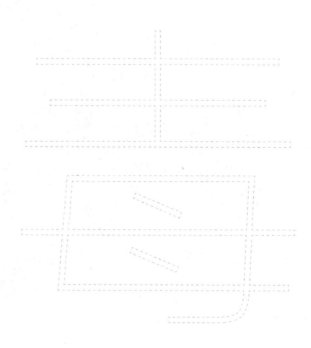

28 狂犬病！传染病毒的致死率100%！54岁大伯被咬一口竟无力回天!

很多人看到路边可爱的猫狗，往往忍不住想伸手上前摸一把，但就在最近，浙江大学医学院附属第一医院急诊科接诊了一位54岁的郝大伯。被野狗咬伤1年后，他突发狂犬病，在急诊重症监护室里抢救，1周后最终不治身亡，令人痛心。

狂犬病有多可怕？致死率为100%！不仅被狗咬伤会感染，而且被这些小动物轻轻"吻"一下都可能有生命危险！

"被野狗咬，都快过去1年了，人怎么说没就没了？"浙大一院急诊重症监护室门口，55岁的廖阿姨号啕大哭，她怎么都不愿意相信，老伴郝大伯因狂犬病发作，最终抢救无效而走向生命的终点。

"我们是医生，不是神，这结果太令人痛心、惋惜！"浙大一院急诊科主任陆远强介绍，狂犬病一旦发病，死亡率几乎是

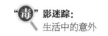
100%，因狂犬病去世的患者大多是出于麻痹大意或者心疼费用等种种原因，未能及时注射狂犬病疫苗。他反复强调："被一些动物咬伤后，一定要尽快接种狂犬病疫苗！严重者，甚至要及时注射免疫球蛋白，否则将付出生命的代价！万万不可掉以轻心！"

54岁大伯突发"疯病"

某日深夜，郝大伯因持续抽搐，情绪极度狂躁，被120救护车紧急送往浙大一院。54岁的郝大伯务农，早在1个月前，他的身体已经开始出现异常——持续多日**燥热、畏光**，而且好像无法控制住自己，双手会不自觉地抽搐……藿香正气水、洗凉水澡，各种办法都试了个遍，他的症状没有得到丝毫缓解，反倒愈发严重。

"我们都以为他只是感冒发烧，到医院挂水就好了，谁能想到竟然病得这么严重。"老伴哭着回忆。当晚，反常的郝大伯因燥热难耐甚至跳进了村子的池塘里，还好被同村人及时救起。之后，他"发疯"得更加厉害，一边吼着自己左半边身体麻木，失去了知觉，一边又在家中满地打滚地叫喊着"有几万只蚂蚁在咬我"，他最终被家人送往当地医院。

当地医院的医生为郝大伯做了核磁共振检查后，未发现明显异常，却见他高烧39℃，已经开始神志不清、吞咽困难并且流出大量的口水，建议将他紧急转诊送往浙大一院。送来浙大一院急诊科时，郝大伯的精神异常狂躁，两只手握拳，不停地舞动，嘴里不时喷射出呕吐物。

"患者全身的肌肉发硬，抽搐得很厉害，我们花了很大的力气才将他控制住并且使用镇静剂！"急诊科医师回忆，当时郝大伯已经有咽肌痉挛、神志不清。"从患者的临床表现来看，我们高度怀疑他是狂犬病病毒感染，但是他又没有出现恐水、恐风那些狂犬病发作时的典型症状，所以一时无法确诊。"

"难道被狗咬过1年了，还会染病？不可能吧！"老伴廖阿姨这才回忆起来，郝大伯曾在1年前被野狗咬伤，当时因为心疼钱并未去接种狂犬病疫苗，只是用肥皂水简单清洗了一下咬在左腿上的伤口。

抽丝剥茧，找出致病"元凶"

目前，没有机构常规开展狂犬病病毒抗体及核酸检测，狂犬病的病原学诊断是一大难题。急诊科主任陆远强急中生智：他带领急诊重症监护室医生"另辟蹊径"选择抽取郝大伯脊髓中的脑脊液，利用高通量基因测序技术，在收到标本后24小时内捉住致病"元凶"——病原菌果真是狂犬病病毒！但郝大伯因为从未接种狂犬病疫苗与发病后延误就诊，最终无力回天。

"狂犬病病毒从脊髓上行入侵人脑后，扩散异常迅速，大量'团灭'脑细胞，脑干最先受累，也是感染最重的区域！"陆远强主任介绍，狂犬病是由狂犬病病毒感染引起的一种动物源性传染病，病毒主要通过被感染动物咬伤或抓伤的破损皮肤或黏膜侵入人体，它会在人体的肌肉组织中短暂停留、少量复制，而后沿神经末梢上行进入人体的中枢神经系统，临床表现主要为急性、进行性、几乎不可逆转的脑脊髓炎，病死率达100%。"人得了狂犬病后，临床表现主要是**兴奋、恐风、恐水、畏光、吞咽困难、流涎、狂躁**等，这时的病毒已经广泛分布于

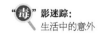
中枢神经系统及神经外的器官之中，不超过 10 天，患者就会死于脑损伤或是呼吸、循环和全身衰竭。

而在发病前，狂犬病潜伏期从 5 天至数年不等（通常 2~3 个月，极少超过 1 年）。潜伏期的长短与病毒的毒力、侵入部位的神经分布等因素相关。病毒的数量越多，毒力越强，侵入部位的神经越丰富，越靠近中枢神经系统，潜伏期就越短，发病也就越快。

被疑似带有狂犬病病毒的动物咬伤后，怎么办？

第一步，应立即认真彻底地冲洗伤口。用肥皂水或清洁剂和一定压力的流动清水交替冲洗咬伤与抓伤处至少 15 分钟。伤口较深时，需尽可能打开伤口并用注射器或者较高压力的水流将伤口深部冲洗到位，时间持续 30 分钟以上，使污血不断地排出体外。

第二步，冲洗完毕后可用碘酒（碘附）或者 75% 医用酒精等消毒液涂擦消毒伤口。尽量将伤口敞开，不要缝合、包扎和涂抹药膏等，以利于污染的血液和组织液进一步排出体外。如果伤及血管，出血不止，则需要缝合，但也要充分引流。千万不能用嘴将伤口内的污血吸出，这样很容易通过口腔黏膜感染狂犬病病毒。

第三步，尽早注射狂犬病疫苗。越早接种狂犬病疫苗越好，但并不存在时效性，只要在发病前，按要求全程接种，均可以起到有效的免疫作用。

警惕！这些对狂犬病的误解，要马上纠正

中国疾病预防控制中心发布的《狂犬病预防控制技术指南（2016版）》中指出，21世纪后，狂犬病仍然是重要的公共卫生威胁，全球每年约有6万人死于狂犬病，是致死人数最多的动物源性传染病。亚洲的狂犬病病例数居全球首位，估计年死亡人数达3万人。

即便如此，仍有很多人对狂犬病存在以下的认识误区。

误区一：只有狗会携带狂犬病病毒。错！ 虽然全球99%的狂犬病是由狗引起的，但狂犬病在自然界的储存宿主动物包括多种食肉目动物和翼手目动物，猫、狐、狼、豺、鼬獾、貉、臭鼬、浣熊、猫鼬和蝙蝠等在内，都是狂犬病的自然储存宿主，均可感染狂犬病病毒而成为传染源，猪、马、牛、羊等家畜偶尔也会被感染发病。而禽类、鱼类、昆虫、蜥蜴、龟和蛇等不感染和传播狂犬病病毒。

误区二：只有被咬伤了才会感染狂犬病。错！ 狂犬病病毒主要存在于动物的唾液里，能从伤口或破损的皮肤黏膜侵入人体，被抓伤、被舔舐裸露的伤口以及被咬后未出血，都有可能造成传染！

误区三：狂犬病疫苗只有被咬后24小时之内注射才有效。错！ 民间存在的无论24小时、48小时还是72小时之内有效的说法统统都是错的！被咬伤或抓伤后，当然是越早接种狂犬病疫苗越好，但并不存在时效性，只要在发病前，按要求全程接种，均可以起到有效的免疫作用。

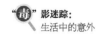

教您几招辨别是否感染狂犬病

不仅对别人家的猫狗不要随便摸、随便逗，对自家的猫狗更要多留心：当你家猫狗的性情明显改变，如忧虑或害怕，并有些神经过敏时，要高度警惕！它们有的会异常友好，摇尾乞怜，但在轻微刺激下也会咬人，主动攻击生人；有的离群独处，对主人变得毫无感情；有的出现怪食癖，如吃土、咬草、咬木头等。染病动物在疾病的最早期，唾液里含有大量的狂犬病病毒，此时若与其亲近、玩耍或被咬抓伤，就容易被传染。染病动物过了发病早期，就进入兴奋期，表现为坐立不安，跑来跑去，咬叫无常，不能辨认生人、熟人而出现攻击人的疯狂状态。随后，病兽耷拉着尾巴，张着嘴流口水，吞咽困难，摇摇晃晃。进入晚期后，病兽很快发生呼吸困难，全身衰竭死亡。

令人闻风丧胆的传染性非典型肺炎（severe acute respiratory syndrome，SARS）的致死率是10%，重型天花的致死率是25%，埃博拉病毒的致死率是50%~90%；而狂犬病病毒的致死率却是100%。目前，我国狂犬病病例有"三多"——农村农民多、男性多、15岁以下儿童和50岁以上人群多——无论是谁，对狂犬病病毒都不能掉以轻心！

小 知 识

狂犬病俗称"疯狗症""恐水症"，是由狂犬病病毒感染引起的人兽共患的中枢神经系统传染病，病死率极高。人狂犬病通常由患病的犬、猫等以咬伤的方式传给人。狂犬病从感染到出现症状的时间（潜伏期），一般为1~3个月，1年以上的罕见。非特异性表现为低烧、乏力、全身不适等，一般持续 2~10 天。特异性表现分为狂躁型和麻痹型。狂躁型：大多数患者都属于狂躁型，表现为高度兴奋，恐水，怕风，阵发性咽肌痉挛，偶发咬人、抓人，多汗，心率加快，血压增高等。麻痹型：以四肢无力、麻痹为常见的症状。

29 电击伤！48岁男子"触电"！

你有过触电的经历吗？触电是件非常危险的事情。浙江大学医学院附属第一医院急诊科，就接诊了遭遇电击伤的沈哥。历经劫难后，他至今心有余悸。

48岁油漆工，施工中遭遇电击伤

48岁的沈哥来自江西省，独自在杭州打工，其妻子在家乡照顾3个子女，赡养老人。他是家中经济的"顶梁柱"。沈哥凭借一手喷漆、刮大白的好手艺，辗转杭州的不少工地做工。

杭州周边一个村子因美丽乡村建设，要把村居的屋顶由绿色刷成黑色。沈哥在老板的带领下，顶着曝晒，和几位工友在各家各户的屋顶上忙碌着。在一个两层高、距地面五六米的简易房屋顶，有3根指头粗细的电线恰好从上空通过，将简易房一侧的电线杆与远处的电线杆相连。不巧的是，屋顶上经过的电源线老化破损，有些漏电。在沈哥登上屋顶，刚开始刷漆没多久，一不留神碰到电线的他瞬间被击中，一下子昏迷在一旁歪倒的黑色油漆小桶边上。

工友们发现后，连忙爬上去把沈哥运下屋顶，并以最快的速度呼叫120，将他送至附近的医院。当地医院在给予沈哥气管插管机械通气和补液复苏等支持治疗后，建议工友将他转诊至浙大一院庆春院区急诊科就诊。

浙大一院急诊科主任陆远强带领团队接诊了被紧急送来的沈哥。此时的沈哥意识不清、深陷昏迷，头顶和左小脚趾的部位（图29.1）都有电击后的皮肤溃破。经过一系列的检查，他被诊断为"电击伤"，并且伴有心肌损害、肾功能不全、代谢酸中毒、呼吸衰竭和肺水肿等一系列的疾病，被送入急诊重症监护室进行抢救。

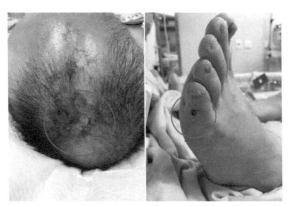

图29.1 患者的头部和脚部的电击伤

多学科专家联合会诊后，陆远强主任带领团队时刻关注沈哥的病情变化，并有针对性地及时调整治疗方案，予以抗炎，

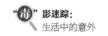
维持电解质及酸碱平衡，减轻脑水肿，维护心肌功能，改善肺损伤等一系列的对症支持治疗后，沈哥苏醒了过来，并逐渐转危为安。

"感谢浙大一院急诊科，你们是我们全家的救命恩人！"沈哥在急诊重症监护室抢救的日子里，从江西省赶来的沈嫂夜不能寐，一直祈盼其丈夫能够苏醒。看着丈夫从苏醒到逐渐康复，沈嫂喜极而泣。

电击伤要比烧烫伤严重许多

浙大一院急诊科主任陆远强介绍，日常生活中，电击伤可能由各种电源引起，例如闪电、高压电和家用电等。电击伤与其他的轻微烧伤不同，它会导致人体内部组织损伤和器官功能障碍，电流能量转化为热量可造成电灼伤。"总体而言，损伤程度可能比皮肤烧伤更为严重。"

"电击伤的程度与电流强度、电流种类、电压高低、通电时间、人体电阻、电流途径等息息相关，造成的后果也不同。"陆远强主任进一步解释，电击伤发生时，人体就像一个大"导体"，电流从血液迅速通过，在身体表面会造成"两个洞"——一个入口和一个出口，电流通过这两个小洞时，可能已经对血管造成了损伤。在伤后的时间里，损伤的血管如果完全闭塞，就会造成一部分组织因为得不到血液供给营养而慢慢坏死。此外，电流还可能损伤神经、肌肉、皮肤、脂肪、肌腱等多个部位。电流通过心脏，容易造成心搏骤停；通过脑干，中枢神经麻痹，呼吸暂停。所以一旦发生电击伤，应立即就医，严遵医嘱。

在浙大一院急诊科接诊的电击伤患者中，轻者出现痛性肌肉收缩、惊恐、面色苍白、头痛、头晕、心悸等，重者出现意识丧失、休克、心搏骤停等；还有患者会在电击后出现严重的室性心律失常、肺水肿、胃肠道出血、凝血功能障碍、急性肾损伤等；高空作业者触电后很容易诱发坠落等二次伤害的情况。"个别被闪电击中的轻症患者，皮肤会有Ⅰ度或者Ⅱ度烧伤，伴有鼓膜受损、视力障碍等，有些严重的患者可能当场已经救不回来了！"

因此，陆远强主任特别强调，发生电击伤时，迅速、就地、准确地施救必不可少。

第一，要争分夺秒、千方百计地使触电者脱离电源，可以直接关闭电源总开关或用绝缘物品（木棒、竹竿、麻绳等）让患者与电源分开，并将触电者移到安全的地方。如果伤者仍然接触着电源，千万不能直接与其接触；特别是当电源是高压电线或闪电时，要第一时间拨打当地的急救电话并远离高压线。

第二，如果发现患者有呼吸、心搏骤停，可以在等待120救护车的过程中，尝试为患者做心肺复苏，以30次胸外按压和2次人工呼吸为1个循环，做完5个循环后判断患者是否有呼吸及心跳，直至专业的急救人员赶到。

第三，如果患者有烧伤，可以先用无菌生理盐水或清洁的温开水冲洗，再使用无菌纱布、绷带或者干净的布遮盖住烧伤部位（**不要使用毯子或毛巾**，因为松散的纤维会粘在伤口上）。

此外，急救必须坚持到底，直至医务人员判定触电者已经死亡，再无法抢救时，才能停止抢救。

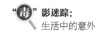
安全用电，这份指南保命

那么，在日常生活和工作中，我们如何做到安全用电？

1.不要湿手或赤脚时接触开关、插座、插头等各种电器电源接口。不要用湿布擦拭照明用具和电器设备。

2.在移动电器设备前必须切断电源。

3.对于老化、损坏的开关、电源、电线等，应尽快修理或更换，不将就使用。

4.不懂电气技术和一知半解的人，不随便安装、拆解和维修电器，更不要乱接电线。

5.屋内电器设备冒烟或闻到异味时，要迅速切断电源来进行检查；发现用电问题时，不私自摆弄，一定要找电气承装部门或电工来改修。

6.通常情况下，电器设备使用完毕，要及时切断电源。电器设备的使用电压和功率（总负荷）不应超过导线、保险丝与电表的允许负荷。

7.施工过程中，严格按照操作规程作业。

8.防止雷电击伤，雨天不在树下避雨，不在高压电下停留，不靠近避雷器等。

小 知 识

电击伤是指人体与电源直接接触后电流进入人体，造成机体组织损伤和功能障碍，临床上除表现在电击部位的局部损伤，尚可引起全身性损伤，主要是心血管和中枢神经系统的损伤，严重的可导致心跳、呼吸停止。致死原因是电流引起脑（延髓的呼吸中枢）的高度抑制及心肌的抑制，心室纤维性颤动。触电后的损伤与电压、电流以及导体接触体表的情况有关。电压高、电流强、电阻小而体表潮湿，易致死；如果电流仅从一侧肢体或体表传导入地，或肢体干燥、电阻大，可能引起烧伤而未必死亡。遇到电击伤患者，应立即切断电源，或用不导电的物体剥离电源，对呼吸、心搏骤停者进行心肺复苏，立即拨打120或就近送医救治。

日常生活中电击伤的预防措施主要包括以下几个方面。

1.平时应当注意普及宣传用电常识，对家里所用的电器以及线路进行检查和检修，在出现雷雨天气的时候应当注意关好门窗，最好留在房内，不宜使用无防雷措施的电视等设备。

2.室外活动时，应当注意切勿站在高处或在田野上走动，也不要在树下避雨，更不能接触天线、水管或金属装置等。在空旷的场地时，如果遇到雷电，注意立即卧倒，注意远离树木。

30 神经性厌食症！爱美减肥的人差点没了命

瘦骨嶙峋真的是美吗？反手摸肚脐、A4 腰、直角肩……都是曾经风靡社交平台的美女标准。在浙江大学医学院附属第一医院急诊科接连有爱美的女孩因减肥几乎"要了命"！

22 岁和 39 岁的她们"皮包骨"，被送医抢救

22 岁的美林是一名在校大学生。被送来浙大一院急诊科抢救时，她全身乏力，神志模糊。一旁的室友忍不住小声啜泣："怎么叫她，好像都睡不醒，整个人昏昏沉沉的！"

浙大一院急诊科主任陆远强带领团队接诊美林时，被眼前这个瘦到皮包骨头的女孩吓了一跳——1.62 米的个头，体重不到 80 斤，身体质量指数换算起来最多为 15.2，远远低于正常的 18.5~23.9。她两颊瘦削、眼窝凹陷、面色苍白、骨瘦如柴，看上去怎么也没有妙龄女子该有的朝气蓬勃。

通过一系列的检查，排除"瘾君子"等可能性后，美林被诊断为"低钾血症"。专家积极纠正她的低钾状态后，美林的情况有所好转。但什么原因让她如此暴瘦？美林自述，大概从两年前起，她开始通过节食减肥。"你的脸要是再瘦点就更漂亮了，这样也更好找工作。"其男朋友的建议更坚定了她减肥的决心。她经常少吃甚至不吃，半年内就减重40斤。随着体重下降的速度变慢，美林非常焦虑，觉得多吃一点都非常有罪恶感，每天只吃1个苹果、几块饼干或是鸡胸肉、白煮蛋，喝水也只喝2~3杯。"我觉得只要食物顺着嗓子眼儿滑下去后，自己肚子上的肉就会多了一圈。后面看到食物就反胃、恶心，一点也不想吃东西。"减肥路上，她还尝试吃减肥药、疯狂运动，用尽办法把摄入的热量消耗殆尽。这年以来，憔悴的美林不仅脱发、停经，还常常眼前黑蒙、头晕目眩；正常找工作被耽误了。"躲"在宿舍非必要不外出的她，健康状况亮起红灯，甚至感觉生活失去了意义。

前来会诊的精神卫生科专家诊断美林为"神经性厌食症"，低钾血症是该病的明显标志，进一步发展还会引起心律异常、便秘、疲劳、肌肉损伤，甚至是瘫痪等。

无独有偶，最近39岁的莎莎因四肢瘫软、无法坐卧又被送来急诊科抢救，这已经数不清是她第几次来了。因为神经性厌食症引发的低钾血症、低血糖、骨质疏松、停经等反复折磨着莎莎10余年。这些年，她无法工作，也没有恋爱结婚，日常主要喝牛奶、吃鸡蛋。莎莎也曾尝试过心理干预，但几次都选择了中途放弃，因为严重的营养不良，医生只能给她注射营养液。看到输的葡萄糖溶液，她都要立马计算出热量，即使在急救，

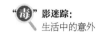
医护人员也能感受到她担心长胖的烦躁不安。

"再不好好吃饭，真的会威胁到生命！"陆远强主任和急诊科的多位专家，总是借机开解美林和莎莎要把健康放在第一位，赔上自己的健康甚至生命的瘦并不等于美，不要为了所谓的美伤害自己，更不能拿生命做儿戏。

也许是曾徘徊在生死边缘，也许是专家的话语打动了两位年轻女士，她们在室友、家人的陪伴下重新鼓起勇气，表示后续将寻找精神卫生科专家进一步治疗。

道理都懂，为什么很多人还会想要"瘦成闪电"？

根据发表在《柳叶刀·精神病学》期刊上的最新数据，在中国，神经性厌食症的发病率为 0.1%。神经性厌食症会造成营养不良、代谢和内分泌紊乱等后果，严重的还会危及生命，致死率高达 20%~25%，在精神类疾病中属于死亡率前三的疾病。

"**均匀的体态，健康的生活方式，有规律的运动，才是正确有效的追求美的方式。**"浙大一院精神卫生科主任胡少华教授介绍，神经性厌食与暴食症、神经性贪食和神经性呕吐都属于进食障碍，多发生在年轻的女性，甚至一些未成年女性的身上，属于心身疾病的一种。

食色，性也；俊美，人皆求也。当社会的大环境追求苗条与骨感时，对自身要求高的男女对于体重的控制都会相当重视。

胡少华教授介绍，神经性厌食症是一种新生疾病，这种疾病的发生发展和患者的心理因素与人格密切相关。它的治疗原则是以心理治疗为主，以药物治疗为辅。其中，药物治疗又包括营养支持和精神卫生科的对应用药。

针对神经性厌食症患者，在早期同步进行营养支持，恢复其营养状况、维持生命体征平稳后，很重要的就是心理治疗。这类患者往往具有完美主义个性，通过这种体重的严格控制来达到对于现实不满意的代偿行为。所以，很多患者对体重或体相的关注，是由于其完美主义性格，以及在现实环境适应过程当中的冲突继发而来。

"浙大一院精神卫生科的心理治疗，主要是瞄向这类患者完美主义性格的特点，从而增加他们对于环境的接受能力，减少对于体重的过分关注，继而去减少神经性厌食症背后的一些核心症状。"胡少华教授说，治疗的关键是要取得患者的信任和配合。

如何判断得了神经性厌食症？

1.非常害怕体重增加，对体重和体型极度关注。有些人因为无法控制进食，甚至采取催吐、导泻、过度运动等极端方法，体重显著减轻，常伴有营养不良、代谢和内分泌紊乱，如闭经等；严重时甚至出现恶病质状态、机体衰竭而危及生命。

2.对自身要求极高，会不断地要求自己突破原有的体重下限，一旦有超出自己预期热量摄入的行为，就会产生比一般人更多的抑郁、易怒、暴躁、冲动、自卑等负面情绪，进而发展为厌食，看到食物就恶心、呕吐。

3.与环境应激息息相关，多由社会文化压力、家庭影响和个体因素引起。他们可能经历过父母早年离异、家暴或是其他一些非常痛苦、焦虑甚至恐惧的情景，疯狂减肥成为排解这种不良情绪的手段。他们异常在乎他人的评价，有着要用完美的

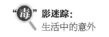
体重、身材等来弥补内心自卑的代偿心理。

> **医生眼中的俊男美女是长这样的**
>
> 当下的大众审美"以瘦为美"。但陆远强主任和胡少华教授认为，盲目追求瘦身绝不是一个健康的观念。在医生眼中，失去了"健康"这个最关键的因素，任何的美或不美都没有意义。

如何远离神经性厌食症？

1. 树立正确的审美观念

在专家看来，身体质量指数在 18.5~23.9 范围之内（大多数好身材女性的身体质量指数在 20 左右），腰臀比在 0.85~0.90 范围内，体脂率在 20%~30% 的男女都是健康美丽的。单靠节食减重，最容易减掉的是肌肉组织。肌肉量越多，运动能力越强，高血压、糖尿病、血脂异常、心血管疾病、脂肪肝等生活方式相关病的发病风险越小。

2. 增加对神经性厌食症的认识

为了健康，减重是正常的，但是以牺牲自己的身体健康为代价，过度的减肥已经达到了一种疾病的状态。当我们出现一些进食障碍的苗头时，要学会和家人、朋友分享自己的感受，坦然、正确地去面对这个问题。接纳不完美的自己，不盲目攀比，也不妄自菲薄，善于肯定和发现自己的内在美。少独处，不一个人进食，尽量吃自己喜欢吃的，好好吃，慢慢吃。

3. 早发现，早治疗

目前在临床上主要采取认知行为治疗，以系统心理干预为主，引导患者积极地面对生活压力，制定人生规划等，再加上一些营养支持、药物治疗等辅助手段。

神经性厌食症（anorexia nervosa，AN）是一种严重影响患者健康的慢性进食障碍，其特征为异常的进食习惯与特殊的心理功能紊乱，表现为明显的身体质量指数降低和各项生理功能紊乱。其核心特征为：与进食或体重控制相关的行为障碍，导致体重显著降低；体型和/或体重体验的障碍；紊乱会导致身体、社会和/或精神功能严重受损；紊乱不继发于任何其他的医学或精神疾病。

神经性厌食症的一般躯体并发症是体重减轻和营养不良的直接后果。饥饿引发的蛋白质和脂肪分解代谢会造成细胞体积减小，以及心、脑、肝、肠道、肾和肌肉的萎缩。例如，饥饿状态下会发生肌萎缩（包括心肌层），以提供氨基酸生成葡萄糖。体重减轻得越严重，受累的器官系统就越多。并发症可累及全身多系统。

神经性厌食症的治疗主要有生物性治疗与心理治疗。其中，生物性治疗方式包括支持治疗、营养治疗及药物治疗等。心理治疗常用的有认知行为治疗及家庭治疗。厌食症患者内在的心理紊乱外化到进食行为问题上，其病因和发病机制涉及生物、心理及社会文化等多因素。因此，针对不同的患者应采取不同的心理治疗，从个体及更大的系统角度上进行干预。

为避免神经性厌食症发生，有以下建议。

1.树立正确的健康的审美观，避免过分追求身材苗条。

2.多参加户外活动，缓解工作和生活压力，保持轻松愉快的心情，促进自身的新陈代谢，促进食欲。

3.培养健全的人格，养成乐观向上的积极心态。

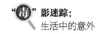
4.给予患者心理学教育，及时消除病因，改善患者的人际关系。

5.培养良好的饮食习惯，不节食，不挑食。

31 失血性休克！在隆胸手术中大出血！全身的血差点流光！

什么是美？美有极限吗？垫个高鼻梁、割个双眼皮、削出瓜子脸的美丽在日常生活中屡见不鲜。22岁的山东姑娘安安万万没想到她会因为爱美，而险些丧命刀下。

安安在整形机构做隆胸手术时遭遇大出血，10个小时血流不止。所幸整形医院及时将安安送至浙江大学医学院附属第一医院就诊。最终，安安经过浙大一院急诊科的抢救而脱离生命危险。浙大一院急诊科主任陆远强提醒大家：千万别为了爱美而盲目整形。变美需要付出代价，是一场生死"赌局"，用生命作为代价换来的美显得毫无意义！在病房里，面色苍白的安安的胸口正缠着层层叠叠的厚纱布，2根引流管导出胸部的积血，整个人显得异常虚弱。"如果知道这么危险，打死我也不会去做这个隆胸手术，真是花钱买罪受！""鬼门关"走了一遭的经历始终让安安心有余悸，提及这次手术后抢救的经历，她也

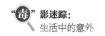
懊丧不已……

隆胸手术中，她血流不止

22 岁的安安是山东省泰安人，大学毕业后来杭州从事销售工作。她身材高挑、皮肤白皙、面容姣好，然而唯独对自己的胸部不太满意。安安前一阵子和男友分手，再加上近期销售业绩也不景气，她将这一切都归咎于自己的外形不够优秀，迫切想要改变自己，通过整形来为自己加分。

安安之所以有这种想法源于 1 年前，她曾做过的水光针等医美项目让自己的皮肤吹弹可破，气质也确实提升了不少。她忽略自身的优异条件，认为医美使得自己在找工作时"脱颖而出"。趁着"双十一"整形机构的大促销，她下决定做隆胸，让自己变得更加有女人味。

手术前，经过反复斟酌，安安最终选择了整形机构的工作人员极力推荐的假体隆胸手术，即在两侧腋下褶皱处分别做 1 个切口，然后将雕塑好的硅胶乳房假体植入进去后再缝合，以此达到丰胸的效果。

安安被推进整形机构的手术室，被实施静脉麻醉（全麻）。手术进行了长达 10 个小时仍未能顺利结束，意外还是发生了。安安的朋友阿明说，当时他一直在整形机构等安安，从上午等到天色擦黑，手术却迟迟没做完，期间他多次询问工作人员，得到的都是"快好了，再等一等"这类的安抚，他心中开始焦躁不安起来。

阿明回忆，大约晚上 7 点多，整形医生突然面色慌张地跑出来告诉他，给安安"安装"硅胶假体的过程中，原计划是由腋窝进入，再植入安安的胸部。不料在这过程中，安安的胸部突然开始大出血，之后整形医生多次试图用纱布加压止血，但止血效果并不理想。然而，手术中的这一切处于麻醉状态的安安却毫无知觉。

患者生命垂危，专家紧急救治

当晚8点，持续出血且仍无法止血的安安被整形机构紧急送往浙江大学医学院附属第一医院急诊科。浙大一院急诊科医生对她的印象深刻——安安被120急救车送进来急诊时，还处于气管插管的状态。她虽然恢复了一些意识，但脸上毫无血色，被褥下露出来的手脚也都异常苍白。当时，安安的颈动脉搏动十分微弱，血压仅为70/35mmHg，血色素为3.9g/dL（正常女性的血色素是11~15g/dL）。陪同前来的整形机构的医生异常慌张，向急诊科医生详细讲述安安在手术台上因大出血发生了"失血性休克"。据他推测，安安至少出血2000mL。急诊科主任陆远强得知安安的情况后，火速与输血科联系供血，一方面叮嘱急诊科医生紧急为安安进行止血，建立两路静脉通道、加快补液等抗休克治疗，另一方面快速联系乳腺外科医生前来会诊。

浙大一院乳腺外科医生检查后发现，安安为"隆胸术引起切口出血，切口外敷料渗血明显"，初步判断是胸部有出血灶。在胸部伤口加压包扎后，安安的活动性出血慢慢被止住了，输入大量的血浆和红细胞后，安安的生命体征趋于稳定，随后她被转入重症监护室继续治疗。

陆远强主任介绍，安安发生的"失血性休克"非常危险，

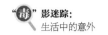

早期表现为皮肤苍白、冰凉湿冷、血压骤降。如果任由体内血液流失，患者将会出现严重的脑梗、心肌梗死、肺栓塞、肝肾功能损害、凝血功能障碍、多器官功能衰竭等严重的并发症，甚至最终导致死亡。

经过1周多的住院治疗后，安安的情况逐渐好转，平安出院。

正确变美，盲目整形不可取

"患者之所以出现大出血的情况，可能和整形医生的暴力操作有关，极有可能是因为手术医生的经验不足，在分离胸部肌肉组织时造成了胸廓内动脉断裂。"有着7000多台隆胸手术经验的浙大一院整形外科主任徐靖宏主任医师为安安的遭遇痛心不已。徐靖宏主任介绍，隆胸是目前女性想要胸部丰满效果较好的重要方法之一，主要有假体植入和自体脂肪填充两种方式。"正规的隆胸既不影响哺乳，也不伤害乳腺组织，广大爱美女性对此也不必非常排斥。"

他提醒广大的爱美人士，不管是隆胸还是其他的整形手术，都存在一定的风险，一定要选择正规的大医院进行。"医疗美容手术作为侵入式医疗行为，手术本身具有一定的创伤性和医疗风险，不仅包括手术中，还包括术后的维护。正规医院除了技术更成熟外，抢救的措施也更加完备，万一出现危险，也可以及时开展救治。"他特别强调，爱美者在选择丰胸手术时一定要非常谨慎，必须选择经验丰富的医生开展手术，切莫轻信、乱用美容机构推荐的新型的昂贵的假体，以免爱美不成，反倒将自身置于险境。

爱美之心人皆有之，但如果只盯着美，却忽略了背后的风险，万万不可取！

　　整形手术是用得比较普遍的一种整形美容的方法。通过整形手术，可以快速、有效地达到比较好的整形效果。很多的整形项目都需要进行手术才可以完成，整形手术属于外科手术的一种。随着现代医学和科技的不断发展，整形手术已经成为一种普及的美容方式。但是，要选择适合自己的整形手术，并不是一件容易的事情。在选择整形手术之前，我们需要了解自己的身体状况、手术种类、手术风险及注意事项等因素，以做出正确的决策。同时，在手术前要选择一位有丰富经验的整形外科医生和诊所来进行手术。

32

高热不退，半边屁股红肿溃烂！隆臀后注射的玻尿酸竟是"元凶"

柯基臀、漫画腿、巴掌脸、九头身，这个世界对女性的要求有些高。"蜂腰翘臀"成为很多女性梦寐以求的身材。为了臀部一抹动人的曲线，有人在健身房里挥汗如雨，苦练深蹲；也有人选择穿"假屁股"塑身衣；更有人青睐隆臀一劳永逸。美是全世界人民共同的需求，不分性别，不分贵贱。浙江大学医学院附属第一医院专家想强调的是科学爱美，健康第一。

31 岁美女隆臀后高热不退，半边屁股红肿溃烂

近日，浙大一院急诊科收治了高热不退、左半边臀部红肿溃烂的美女安娜。她因"感染性发热"而头晕头痛、恶心呕吐，整个人非常虚弱。

31 岁的安娜身材高挑，四肢纤细，有着芭蕾舞演员一般的好身材，1.7 米的个子，体重常年保持在 96 斤。这些年，安娜

靠批发服装赚到了人生的第一桶金，最近几年更是进军网络直播卖货，虽不算是顶流主播，生意也做得风生水起。

靠着打拼，她给父母在杭州买了房，帮弟妹安了家，自己却依旧单身。即使有如此出色的外形，从小爱美的安娜却总觉得自己身材不完美、太过干瘪，尤其是在试穿一些要凸显女性傲人曲线的服装时，会非常不自信。穿塑形衣、健身练屁股，但屁股外侧的凹陷想要改善简直难如登天⋯⋯

2年前，经小姐妹介绍，安娜找到北京某家据说专门给明星做整形的美容机构，做了自体脂肪丰胸手术。自觉效果不错的她，不久之后又做了假体植入的隆臀手术。拥有了傲人的D罩杯和柯基臀后，她的爱情、事业更蒸蒸日上，不久在杭州结了婚。

如今，困扰安娜的不再是身材焦虑，而是时不时会红肿、溃烂的左半边屁股。安娜回忆，在臀部植入硅胶假体后没多久，她的左半边屁股就开始出现一枚硬币大小的囊肿，起初不痛不痒。随着肿物越长越大，左半边屁股开始肿胀、疼痛，安娜在当地医院切排引流后，伤口一直没能完全康复，还时不时发炎、流脓。最近这次，她发热了2天还没退烧，伴有四肢酸痛、头晕恶心，被家里人送来浙大一院。她对医生说：隆臀手术后，左侧臀部红肿流脓，她只能用右半边身体侧着睡，坐椅子时也只能用右半边屁股，别提有多痛苦！

"元凶"不是假体，而是隆臀注射的玻尿酸

浙大一院急诊科主任陆远强带领团队对安娜进行了抗感染等对症支持治疗，并请整形外科的专家前来会诊。考虑到伤口

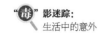
的红肿、流脓及溃破，整形外科专家强烈建议安娜取出假体，并向她进一步解释：假体植入物一旦发生感染，保全会非常困难。如果感染不受控制、继续发展，可能诱发脓毒症乃至全身多器官衰竭，从患者的生命健康的安全角度出发，也要尽快、尽早取出假体。

"我不知道会这么危险！"但安娜心疼自己来之不易的翘臀，仍旧有些犹豫。她告诉专家，为了让臀部又翘又圆，在假体植入手术后，她还请美容机构注射了不少的玻尿酸（透明质酸），花了大价钱。

整形外科主任徐靖宏主任医师带领科室团队围绕安娜的病情展开讨论后，找到了问题的根源：玻尿酸不能被用来注射胸部、臀部，不能用来隆胸丰臀，这种方式在医学上不可靠，在经济上不划算，在健康上有隐患！

徐靖宏主任进一步解释，玻尿酸虽然是非常不错的人造填充剂，但是它只适合填充小部位，不适合隆胸、隆臀。

第一，用玻尿酸隆胸、隆臀，如若想实现丰满的效果，往往需要注射数十只，大剂量的玻尿酸被注射入人体后，其中的交联剂不能够被人体完全吸收、代谢，有很大的排异风险。而大剂量的玻尿酸又是天然细菌的培养基，注射操作不当很容易滋生细菌，造成感染，出现爆发性肉芽肿乃至皮肤坏死；如果注射在血管和腺体丰富的乳腺，容易产生摘不干净的结节，还影响日后的乳腺体检。

第二，玻尿酸本身是流动的，尤其是对于臀部这样容易发生摩擦的地方，玻尿酸的可塑性并不好，注射后只能提供短期的效果，注射后几个月后开始被吸收，为保持效果需要反复注射，一次几十支乃至上百只，花费巨大；注射位置不对，穿透了肌肉层，还可能移位，不仅无法达到完美臀形，还有可能凹凸不平。

第三，也是最重要的一点，在我国并没有哪一款玻尿酸产品被明确批准适用于注射隆胸中。大剂量的玻尿酸被用来隆胸、隆臀，这超出产品本身的适应。更有不法商家用"丰体针"或用违禁的奥美定假冒玻尿酸进行注射，带来了巨大的安全隐患。

美会随着时间流逝被重新定义，整形需要慎重考虑再做决定

在家人和浙大一院专家的劝说下，安娜决定摘掉假体，大家都期待着她能早日康复。

在徐靖宏主任的专家门诊中，会遇到各类整形失败的患者，其中，不乏被过量注射玻尿酸来隆胸、隆臀进而造成伤害的年轻姑娘。她们的身形放在大众的审美下，其实已经相当出挑，唯一有些不足的其实也是亚洲女孩的身材通病——胸部不如欧美人那样硬挺、饱满，臀侧略凹陷而导致腰臀比协调美观度略差些。

徐靖宏主任介绍，目前的隆臀手术有自体脂肪填充（巴西提臀术）和假体植入两种手术方式。优选自体脂肪填充，但对于身形偏消瘦且没有足够的脂肪的人，更适用于假体丰臀。它适用于臀部凹陷严重，疾病或外伤导致臀部畸形，臀部不对称、扁平无形，追求臀部完美的人士。有器质性病变、伤口愈合不良疤、免疫功能缺陷、糖尿病、凝血障碍的人士以及月经期、妊娠期女性不适宜手术。

隆臀手术有风险，假体植入的患者可能出现伤口裂开、血

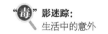
肿、感染、假体移位、包膜挛缩、坐骨神经感觉异常、局部麻木等；自体脂肪填充的患者可能因广泛吸脂发生液体积聚和血肿，更要避免脂肪坏死及脂肪栓塞，其中每种并发症都可能会危及性命！

最后，专家呼吁——在选择整形之前，务必了解手术的风险，深思熟虑再做决定。如果下定决心，请选择正规的大型医院手术，提高整形的安全性。

小 知 识

　　隆臀可以通过植入假体完成。和隆乳术不完全相同，假体隆臀填充的材质是硅橡胶或者硅凝胶。为了让臀部显得更加饱满，植入的位置非常重要。将假体植入人体后，正常的人体组织会在假体周围形成包膜。如果在皮肤下植入假体，会导致包膜变硬挛缩，出现假体移位，臀部的外观看上去就像一个蘑菇。而在肌肉深层植入假体会压迫损伤坐骨神经。因此，现在都选择在臀部的肌肉间植入假体。这样，假体深处还有3cm左右厚度的肌肉可以保护坐骨神经，假体外也有2~3cm的肌肉覆盖，可以保证臀部的自然外形和摸上去的真实触感。

　　目前，大多数的臀部整形手术还是采用自体颗粒脂肪移植的方式。通过吸取腰腹等部位的脂肪，再将其注入臀部，改变腰臀部的脂肪分布来修饰臀部。在注射的时候，会分层次注射脂肪至臀部的皮下组织及臀大肌浅层，这样可以保证脂肪的均匀分布。

　　尽管医学技术与时俱进，但植入假体或者将自体脂肪颗粒植入臀部还是有多种多样的并发症。比如：因为手术区域靠近肛门，所以手术感染的风险会增加；广泛吸脂之后还可能会发生液体积聚和血肿；神经损伤在隆臀手术中比较罕见，但是后果可能会非常严重：不同程度的坐骨神经损伤会导致局部的疼痛、麻木，甚至下肢无力瘫痪。因此，在进行隆臀手术时，不仅需要整形医生为提高手术安全性而做出各种努力：严格的无菌操作，对于容易出现皮下血肿的区域进行引流、加压包扎，在肌肉间谨慎地剥离形成植入假体所需要的囊腔，减少神经损伤的风险。还需要想进行隆臀手术的人做好准备，了解手术的风险，认真和医生沟通后再做决定。

33 上山被马蜂"袭击"，阿姨两眼发黑，休克倒地！秋季频发"胡蜂蜇伤"

"头、肩膀、手臂、后背、侧腰、屁股上，被咬了十几口，真没想到马蜂蜇得这么厉害。"躺在浙江大学医学院附属第一医院急诊科病床上，62岁的林姨的精神状态好了不少，但提起昨天经历的惊恐一幕，仍心有余悸。

图 33.1 为林姨被蜂蜇伤后手臂依然红肿。

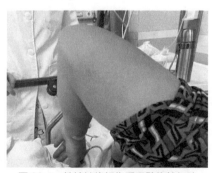

图 33.1　林姨被蜂蜇伤后手臂依然红肿

上山捡山核桃不小心惊动马蜂，被咬了十几口很快就晕倒了

林姨在家里种了几株山核桃树。最近到了山核桃的采摘季，昨天一早，林姨一个人上山，一来看看自家的山核桃树有没有长白蚁，二来去捡些掉到树下的山核桃。

山头不高，林姨来到距离自家山核桃树三四米的地方时，突然发现树的下方挂了一个很大的马蜂窝。"有差不多两个篮球那么大。"林姨比画着。

马蜂有毒，林姨对此是知道的。这之前，同村已经有五六个村民上山被马蜂蜇伤，送医治疗。

林姨轻手轻脚，想绕道避开马蜂窝，走了没几步，突然脑袋上、肩膀上一阵钻心痛，她被两只马蜂"袭击"了。

"虽然我很小心，但可能走路时发出的震动还是惊动了马蜂。"林姨回忆，虽然只有两只马蜂，但也从头到脚足足蜇了林姨十几口。"它们蜇得很深，我用手拍打，怎么都赶不走，还好我上山都随身带风油精，把整瓶风油精往马蜂身上倒下去，它们才飞走。"

此时，林姨被咬的**手臂、腰背**等地方已经红肿疼痛，脑袋**也晕乎乎的**，她赶紧往山下走，怕自己出事，给邻居和老伴打了电话，告知大概的位置。走了没多久，林姨眼前一黑，过敏性休克，不省人事。

不幸中的万幸，林姨再次醒来时，老伴和邻居已经在山脚附近找到了她，背着她回到家，随后赶来的儿子将林姨送到当地医院。

经过当地医院的检查，林姨的**心肌酶谱、凝血指标异常**，

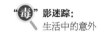

医生叮嘱家属赶紧带林姨转院去浙大一院急诊科:"他们那里解毒最有经验。"

林姨被转到浙大一院急诊科。根据林姨的症状及多项检查的结果,她的凝血功能异常,心肌酶谱、肝酶和黄疸指标全线上升,总胆红素、直接胆红素、间接胆红素等也都超标了,这意味着她的**心肌**、**肝脏**、**血液系统**等可能有所损伤。

"被马蜂蜇伤后,有些患者会出现过敏反应和毒性反应,最重要的是进行抗过敏等对症治疗。"浙大一院急诊科主任陆远强提到。

浙大一院急诊科医生马上为林姨进行一系列的对症治疗。好在送医及时,经过护肝、护胃、补液、平衡内环境等精心治疗后,林姨正在康复中。

林姨遭遇的马蜂也有可能是胡蜂,轻者局部红肿热痛,重者休克晕倒,甚至有生命危险。

陆远强主任介绍,在临床接诊的患者,往往将马蜂、胡蜂、黄蜂混为一谈,实际上,胡蜂和马蜂是并列关系(图33.2)(胡蜂的脾气"火爆",更为凶猛),黄蜂则从属于胡蜂,这三种均隶属于胡蜂总科。临床上,这三种蜂蜇伤,其实有个专业术语,统称为**"胡蜂蜇伤"**。而对于大众来说,马蜂和黄蜂的称呼则更为常见。

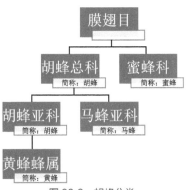

图 33.2 胡蜂分类

　　秋季是胡蜂回巢的季节，每年到了这个时候，我们都能看到不少被胡蜂蜇伤的病例，轻者局部红肿热痛，重者休克晕倒，甚至有些因延误病情最终失去了生命。我国常见的有中华马蜂、黑胸胡蜂、金环胡蜂。其中，金环胡蜂的体型最大，毒性最强，是世界五大毒蜂之一。

　　最近几天，浙大一院之江院区急诊科也接诊了一家五口蜂蜇伤患者。其中，四人的伤势较轻，急诊留观，一人因凝血功能障碍进了急诊重症监护室。

　　而在 2023 年 8 月底，浙大一院庆春院区曾接诊过一个 64 岁的男患者，其因为反复皮疹、持续胸闷气急来急诊科就诊。医生询问病史了解到患者 20 多天前在游步道散步时，左腿被蜂蜇伤过，经过检查，总 IgE 高达 412IU/mL（正常值在 100IU/mL 以下），处于过敏状态，氧饱和仅为 90%，考虑蜂蜇伤引起。经过抗过敏等对症治疗，康复出院。

　　"蜂蜇伤的致死原因主要是过敏反应和多脏器功能衰竭。" 陆远强主任解释，胡蜂的尾部有 1cm 多长的弧形毒针，可反复

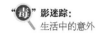
刺入人体，并注射入成分复杂的蜂毒。蜂毒对人体的损害机制包括蜂毒的直接毒性作用和蜂毒相关过敏反应引起的间接损伤。过敏反应是蜂蜇伤后出现最早、最常见的临床表现。蜂蜇伤后出现严重的全身过敏反应的发生率在成人中约为 3%，儿童中约为 0.4%~0.8% 。过敏表现为蜇伤局部或者全身的皮疹、红斑、痒痛，严重者可快速出现头晕、头痛、血压急剧下降，出现过敏性休克，也可引发喉头水肿进而导致窒息死亡；蜇伤后过敏反应越早发生，程度越严重。除了过敏外，患者还有可能面临蜂毒导致的多器官损伤，最常见的为急性溶血反应、横纹肌溶解（患者可排泄出酱油色尿液），进而导致急性肾功能衰竭，也有可能出现心肌坏死、严重的肝脏损害、抽搐、意识障碍等。

秋蜂猛于虎，蜂蜇伤后 6 小时内是早期救治的关键期

"被蜂蜇伤后的 6 小时是早期救治的关键期。"陆远强主任强调。他表示，蜂蜇伤有三步急救法。

1. 除刺，不要挤压患处

注意不要挤压患处，以免将蜂毒挤入深层组织，加重中毒。仔细观察有无残留的毒刺，用镊子拔出、小针挑拨、胶布粘贴等方法取出蜂刺，尽可能拔出毒刺，但不要过度挤压伤口，避免毒素扩散。

2. 清洗

马蜂的毒液偏碱性，可选择食醋等酸性液体冲洗或湿敷伤口。此外，冰敷伤口可减轻局部的不适感。

3.就医，身体不适时立即就近送医

当被群蜂蜇伤或被单只蜂蜇伤，出现过敏症状或全身不适时，应立即就近送医抢救，切勿等待反应严重后再就诊，有可能延迟救治，耽误病情。如果当时没有明显的不适，后期就需要预防叮咬处继发感染。

秋季出游，如何预防蜂蜇伤？

每天夏秋之际，是马蜂活跃期。既然蜂蜇伤会出现过敏反应，出游时带上开瑞坦等抗过敏药物是否可以救急？陆远强主任表示，如果蜂蜇伤后出现一些轻微皮疹等过敏反应，**备一些这类抗过敏药物**是可以起到一定的抗过敏作用，**但不能靠这个来急救**，必要时需第一时间就诊。

郊游时，远离蜂类。蜂停落在头上、肩上时，**轻轻抖落即可，不要拍打**。万一遭遇蜂群攻击，要马上就地蹲下，用衣服护住暴露的部位，尤其是头和脸。

马蜂对白色、气味和运动中的物体敏感，化妆品内含有的化学合成物质和气味往往模仿天然花香，容易招蜂。外出时，不要惊扰马蜂，出门戴帽，穿深色的长袖衣服。

秋游如携带一些食品饮料，要妥善保管，尤其是装有甜食和含糖饮料的餐具，一定要密封好，因为**甜食的气味，特招蜂类喜欢**。

 小 知 识

蜂蜇伤是被蜂尾蜇伤，将毒液注入人体，或伴刺留皮内所致；局部出现红肿刺痛，甚或有头晕、恶心等症的中毒性疾病。其与西医病名相同。被少数蜂蜇，一般无全身症状。若

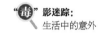
被多数蜂蜇，可产生大面积的肿胀，偶可引起组织坏死，重者出现恶心、无力、发热等全身症状，甚至出现过敏性休克或急性肾功能衰竭。被大黄蜂蜇伤，可导致休克、昏迷、抽搐、心脏和呼吸麻痹等，可致死亡。

预防蜂蜇伤，需要搞好环境卫生，清除周围的杂草；野外工作时，应掌握蜂的生活习性，应注意防范。

34 海洋创伤弧菌感染！致命！处理鱼、虾、蟹时要注意！

接触草鱼的生鱼片会导致感染肝吸虫，这种疾病如果持续发展，最终会进展为肝癌！那如果接触海鱼的生鱼片，也会这样吗？专家说，海鱼较少感染寄生虫，但是海鱼身上可能存在另一种可怕的菌！这种菌被称为"食人肉细菌"，致死率极高！

奶奶被送抢救，起因竟是一条鱼

"快，准备气管插管！"在浙江大学医学院附属第一医院庆春院区急诊科，专家团队又在争分夺秒地进行一场生命抢救。被抢救的是73岁的李奶奶，她呼吸困难，已经失去了意识。她的女儿陈姨在抢救室外焦急地等着，坐立难安。

陈姨怎么也想不到，母亲怎么突然就这样了。事情还要从前一天说起，那天中午，李奶奶突然感觉**喉咙痛**，但因为没有

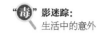
咳嗽、恶心等症状，和她同住的女儿便让她好好休息一下，并未就医。

第二天早上，李奶奶醒来后感觉自己的喉咙痛得更严重，而且感觉到有明显的吞咽困难。陈姨开始觉得不对劲，就赶紧带着母亲来到了浙大一院。此时，李奶奶的病情已经恶化，她喘气急促，意识越来越模糊，整个人瘫倒下去，于是便出现了开头抢救的一幕。

经过专家团队的及时抢救，李奶奶的情况暂时稳定了下来，通过进一步的检查，李奶奶被诊断为喉头严重水肿引发呼吸困难、脓毒血症、脓毒性休克等。李奶奶的血培养结果指出"真凶"——海洋创伤弧菌感染。随后的基因检测结果也进一步证实了这个结果。

海洋创伤弧菌又称为"食人肉细菌"。这是一种栖息于海洋中的细菌，如果被这种细菌感染，细菌会在人体内快速扩散，50%~70%的患者会在1~2天内出现皮肤肌肉坏死、脓毒血症，进而引起多脏器功能衰竭。很多患者会因此截肢，休克患者的死亡率高达50%~75%。

如果接触到被这种细菌污染的海产品，如被海洋鱼类、贝类、虾等刺伤，或手上有伤口接触到，或食用生蚝、生鱼片等，可能感染此菌。这时，陈姨想起来，其母亲在前一天早上买回来鲳鱼，处理后烹饪，但由于陈姨并未在家吃午饭，所以也说不清其母亲具体处理鱼的过程中发生了什么。专家判断，李奶奶可能原本手上就有伤口，在处理鲳鱼时被感染了海洋创伤弧菌，引发喉头水肿而造成喉咙痛，病情迅速进展。

如何预防感染？

由于李奶奶有多年的高血压、心脏病等基础疾病，并在4年前做过心脏瓣膜置换手术，此次被创伤弧菌感染后病情凶险并进展迅速。急诊专家团队与"死神"来回斗争了1周，李奶奶还是因多器官严重衰竭离世了。痛心的同时，专家再次提醒大家：千万当心这种菌，不要再让悲剧发生。

"海洋创伤弧菌也叫海洋弧菌，它与霍乱弧菌、肠炎弧菌并列为人类感染疾病的三大弧菌之一。这种细菌相对罕见，但十分凶险，像海鱼、虾、螃蟹、贝类、海胆等海洋生物都可能会携带，由于它的毒性太强，又被称为'海洋中的无声杀手'。"浙大一院急诊科主任陆远强说。虽然这种细菌相对罕见，但浙大一院几乎每年都会接诊到相关的病例，其中有被海鱼和虾刺伤而感染的，也有吃了生腌梭子蟹感染的。

海洋创伤弧菌如何传染

当海洋创伤弧菌达到一定的浓度后，可附着在浮游动物、甲壳动物的体表。

感染途径有两条：①健康人食用被海洋创伤弧菌污染的海鲜；②皮肤伤口接触到被污染的海水。

专家表示，这种细菌虽然凶险，但其实完全可以预防。首先在处理鱼、虾、蟹等海产品时需要**戴手套**等防护用品。其次，一旦不小心被扎伤，第一时间用清水冲洗，挤出伤口中的血，等手干了以后用碘伏科学地涂抹消毒，可以外用一些抗生素药膏。观察一段时间后，如果伤口明显肿起来了，就要立即就医。

和医生说明有这个被鱼、虾、蟹扎到手的经历，以便于快速定位和处置。

海洋创伤弧菌最适宜的生存温度是 30~40℃的海水，**高温烹煮可以有效杀死细菌**。预防海洋创伤弧菌，还要尽量避免伤口接触海水，避免进食生的或未煮熟的海鲜，尤其是贝类（如牡蛎）。

研究显示，伴随酒精性肝硬化、基础肝病、糖尿病、类风湿关节炎、慢性肾衰竭等慢性病或有酗酒习惯的人群，感染风险较常人增高。因此，这些高风险人群或免疫力低下的人尤其要注意。

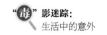

小 知 识

海洋创伤弧菌为非霍乱弧菌，是一种自然生长在温暖海水中的革兰氏阴性弧菌，嗜盐性，毒力较强，由该菌引起的大多数病例表现为肢体软组织损害及严重的脓毒症。海洋创伤弧菌是分布极广的海洋细菌，自然生存于近海、海湾的海水及海底沉积物中。这种细菌最适宜的生存条件为 37℃、10~20g/L 盐度。经伤口感染可导致蜂窝织炎及骨髓炎等多种炎症，经口感染常迅速导致菌血症或败血症。感染本菌后如不及时治疗，病死率很高。感染后的症状包括呕吐、发烧、腹泻、低血压、肿胀和疼痛等，需要尽快使用抗生素治疗。

为避免海洋创伤弧菌的感染，人们到海边戏水时或生吃海鲜时一定要做好保护措施，特别是肝功能不良者或身体有伤口时，以免被此菌侵袭而导致感染；处理海鲜时应戴手套，以防止扎伤；建议对于海产类食物，绝对要煮熟再吃，因高温可以杀死海洋创伤弧菌。

35 气单胞菌感染！被小龙虾刺伤，或致命！

在生活中，没有什么难事是一顿小龙虾解决不了的。如果有，那么就两顿。作为夜宵界的"扛把子"，不炫小龙虾，简直辜负这美好的炎炎夏日。但是，小龙虾虽好吃，有些问题也要格外注意。最近，52 岁的沈伯在清洗小龙虾时，不慎被扎伤，病原菌顺着伤口"攻城略地"。被送来浙江大学医学院附属第一医院抢救时，人已陷入昏迷，最终因脓毒症和多器官衰竭无力回天。扎一下，怎么会如此凶险？

洗了一回小龙虾，男子被送进了医院抢救室

52 岁的沈伯因为身体一直不算太好，家里的几亩水田一直托同村人照料。村里人在沈伯家及周边的田里养起了小龙虾，也欢迎他自己抓来吃。

8 月中旬，眼瞅了小龙虾快要下市了，沈伯特地在一个艳

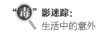

阳高照的下午，带着小孙子去抓龙虾，一下抓了20多只，想着和家人一起美美吃上一顿。没想到就在清洗小龙虾时，他的右手大拇指被锋利的"虾枪"刺伤了（图35.1）。当时的伤口不深，出血很少，也不是很疼。沈伯和家人都没把这件事放在心上。

一天过去，沈伯右侧的**大拇指肿胀疼痛**，手指部分的皮肤也开始**发黑**，他到当地卫生所拿了消炎药吃，但是手指依旧疼得要命。硬撑到晚上，沈伯还出现了发烧、寒战、恶心呕吐的情况。他本想着等天亮让家里人送到大医院，结果还没熬到天亮，整个右前臂都肿胀起来，比平时粗了一圈，就在给儿子打电话讲述病情时，他一头栽倒在地，陷入昏迷。

家里人赶紧将他送来浙大一院。到达急诊科时，沈伯的左手臂皮肤发黑，出现星星点点的黑色水泡，左手拇指整节已发黑。"患者出现严重的脓毒症和脓毒性休克，生命体征极其不稳定！"脓毒症的病死率高达35.3%。急诊科主任陆远强带领团队予以手术充分清创切排、补液、抗休克、加强抗感染等一系列的积极抢救，并请骨科、感染病科专家一同前来会诊。本身罹患多种基础疾病的沈伯的病情依然直转急下，多脏器功能衰竭，最终没能从"鬼门关"被抢救回来。

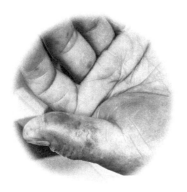

图 35.1　手指局部

急诊科专家痛心疾首，呼吁：小伤口处理不当，真可能要人命！一旦出现"**红、肿、热、痛**"的症状，**同时病变范围快速蔓延**，需及时到医院进行处理！

这种病原菌感染，是急性致死的重要原因

沈伯的离去，让家人异常伤心。他们百思不得其解，一个小伤口而已，为何会如此"凶狠"，让他们失去了昔日的家人？

陆远强主任陪着患者家属坐了很久，陪伴、安慰之余也耐心解释——沈伯本身患有糖尿病、高血压、慢性肾功能衰竭，一直以来，慢性病控制不佳，自身免疫功能低下。留取沈伯的血液送检病原宏基因组检测显示——维隆气单胞菌。该病原菌攻击了他原本就羸弱的身体，是导致病情急速进展甚至失控的"真凶"。

维隆气单胞菌（又叫"维氏气单胞菌"）是一种革兰氏阴性兼性厌氧杆菌，为气单胞菌属细菌。它广泛分布于淡水、海水、

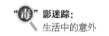
污水、土壤中，是人、畜以及水产动物共患病的病原菌，对人和多种水生动物具有很强的致病性。

具体有何危害？它会感染水产动物，引起大面积死亡。人吃了携带该菌的水产品，可能导致急性肠胃炎，甚至原发性败血症，引起高热、呕吐、腹泻、休克等；外伤后暴露的伤口接触到该菌，可能引起水泡、瘀斑、蜂窝组织炎、坏死性筋膜炎或肌肉坏死和脓毒血症等。往往48小时以内，疾病就会急速进展，严重时会导致截肢甚至危及生命！

专家推测，极有可能是细菌寄生于小龙虾上，再通过扎伤沈伯的伤口进入血液。当时的小伤口具有迷惑性，都未引起自身免疫功能较弱的沈伯和家人的足够重视，因此遭遇不幸。

自行处理小龙虾时不慎被扎伤或咬伤，真的都这么危险吗？

陆远强主任说，问题的严重程度其实取决于个人的身体情况。如果是抵抗力正常的人群，发生严重感染的可能性并不大，但是对于抵抗力差的人或是有一些基础疾病的人来说，危险系数就大大增加。沈伯自身免疫功能低下合并有多种基础疾病，就非常容易感染各类细菌，无论是耐受还是抵抗力都比常人差很多。所以，一旦被感染，病情进展飞速，很快严重起来。

蟹肥虾美的好时节，警惕各类"蒙面杀手"

大家可能对气单胞菌有些陌生，但是对它的"远房亲戚"——屡屡见诸媒体的海洋创伤弧菌可能更加熟悉。气单胞菌、海洋创伤弧菌、副溶血性弧菌、霍乱弧菌等，其实同属于弧菌科，是我们日常生活中的致病性"蒙面杀手"。

在处理水产品的时候，陆远强主任特别强调大家注意以下几点。

1.在处理小龙虾、海鲜等时要特别小心，尤其是患有高血压、糖尿病等基础性疾病或自身免疫功能较差的人，建议在清洗处理食材中尽量戴上防水厚手套，或借助尖刀、钳子等工具防止被刺伤。

2.被水产品刺伤、划伤时，如果有可能会损伤血管、大神经，建议先别拔，尽快就医。

3.如果没有上述前提，要尽量早点拔，用生理盐水冲洗后涂抹碘伏或双氧水（过氧化氢）消毒，因为时间越长，引起局部感染的机会就越高。

4.当创口较深时，只经过表面的消毒难以做到有效杀菌。这时要密切观察出现红、肿、热、痛、化脓等情况。一旦肿胀加速，身体出现寒战、发热等，要高度警惕，尽快到医院就医。

5.如果皮肤本身有伤口，尽量避免处理水产品，甚至不要到江河湖海中戏水。

6.无论男女老少，都要尽量少吃甚至不吃生海鲜、河鲜，尤其是贝壳类的食物，防止病从口入。

小 知 识

气单胞菌属于人畜共患菌，可造成血流感染。软组织感染主要由嗜水气单胞菌和维隆气单胞菌引起，与外伤后伤口接触污染水或土壤有关。伤后48小时内发病，常形成皮下脓肿，但在最初的检查时可并不明显。感染常为混合病原菌感染，伴有恶臭。摄入被气单胞菌污染的水或食物，常引起腹

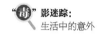
泻。污染水也可造成吸入性肺炎。气单胞菌产生多种胞外水解酶，如芳香酰胺酶、酯酶、淀粉酶、弹性蛋白酶、脱氧核糖核酸酶等，并可通过鞭毛、菌毛和黏附素附着并进入宿主细胞。对肌肉组织的破坏力强，局部感染可发生进展，形成与梭状芽孢杆菌感染相似的"气性坏疽"；或通过血行向远端组织传播。

36 热射病！老人及户外工作者注意！死亡率高达70%！

高温天，人真的能被热坏。浙江大学医学院附属第一医院急诊科收治了一位80多岁被热晕在家的陈奶奶，其被送医后发现已经是热射病。

专家提醒：高温天千万别这么做，老人只吹风扇被热晕

浙大一院急诊科的陈奶奶，躺在病床上，闭着双眼，看起来不太有精神。陈奶奶是前一天傍晚被送来的。据陈奶奶的女儿介绍，老人平时独居，房间里有空调，也有风扇。"她很少开空调，说怕冷，所以都是用风扇吹。"陈奶奶的女儿回忆。某日，杭州的最高气温达到40.3℃，还发布了当年首个高温红色预警。因为年纪大了，陈奶奶基本不怎么出门，当天她也是待在家里，没有外出活动。傍晚时分，子女去看她，发现老人已经躺在地上，昏迷过去。一家人赶快呼叫120急救车，将老人

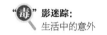
送至医院。陈奶奶的女儿回忆，当天虽然气温很高，但按照老人的习惯推测，老人很可能没有用空调，最多开了风扇。"患者被送来时体温达到42℃，有意识障碍，神志不清，多器官损伤。"浙大一院急诊科副主任丁晨彦说。患者有横纹肌溶解、乳酸指标超高、肾脏受损，可以被确诊为热射病。

热射病患者，一定要及时就医

最近，多地出现高温天，各地也屡有热射病患者被送医。"热射病是中暑的一种，属于重度中暑，如果就诊、抢救不及时，它的死亡率可以达到百分之六七十。"浙大一院急诊科副主任丁晨彦说。热射病患者一般伴随高温、神志不清、多脏器衰竭等情况。网上曾经有个说法：热射病患者的内脏其实是被高温"蒸"坏了。在浙大一院急诊科副主任丁晨彦看来，这个说法有些极端，"严格来说，热射病患者是体表散温功能下降，身体内环境紊乱，自我调节失衡，导致脏器功能受损。"

多数热射病患者是户外劳动者，比如建筑工人，在高温天气下，长时间进行户外作业。不过，像陈奶奶这样的人也容易中招：虽然在室内，但处于高温环境，室内通风条件不好，或者虽然通风，但并未降温。长期处于这样的密闭环境中，也容易进展为热射病。作为浙江省职业病医疗救治中心负责人之一，浙大一院急诊科副主任丁晨彦每年都会遇到因为热射病最后发展为植物人，甚至死亡的患者。对于热射病患者的救治，丁晨彦认为一定要及时，最好是在出现情况4个小时以内及时送医。**"救治热射病一定要到综合性医院**，因为它是一种综合性救治。有些患者需要重症治疗，还有的要使用体外膜肺氧合、血液净化等。"丁晨彦表示，对于热射病的治疗，一定要快，在患者出现脏器严重衰竭前采取措施，将危害降到最低。

高温天处在室内外，都要防暑降温

陈奶奶被送诊后，医院对她进行了降温、补液等治疗，目前正密切观察她的各项指征。和陈奶奶同时送至浙大一院急诊科的还有70岁的陆先生，他同样是被"热"到医院的。两天前的中午时分，陆先生在自家菜地打药，持续了两个小时左右。回去后他就出现头晕、大汗、发热、打冷战。

"他回来后就喝了很多水，还冲了澡，但还是没用。"陆先生的老伴说，最后在儿子的坚持下，将父亲送至医院。检查之后，陆先生的情况还算良好，属于中度中暑，没有发展成热射病。

"热射病患者的体温比较高，一般达到39℃，甚至40℃，还会有神志改变，比如神志不清等。如果出现这种情况，一定要尽早送到医院。"丁晨彦同时提醒大家，高温天里进行户外活动，尤其是户外劳动不要超过4个小时，在室内也要做好通风降温等防暑工作。

小 知 识

热射病是高温相关急症中最严重的情况，即重症中暑，是由于暴露在高温、高湿环境中身体调节功能失衡，产热大于散热，导致核心温度迅速升高，可超过40℃，伴有皮肤灼热，意识障碍（例如谵妄、惊厥、昏迷）及多器官功能障碍的严重致命性疾病，是中暑最严重的类型，一旦发生，死亡率极高。早期受损的器官依次为脑、肝、肾和心脏。根据

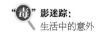
患者发病时的状态和发病机制，将热射病分为劳力性热射病（exertional heatstroke）和非劳力性热射病（non-exertional heat-stroke）两种类型。前者是内源性产热过多，后者是因体温调节功能障碍致散热减少。

降低热射病病死率的关键在于预防。最有效的预防措施是避免高温（高湿）及不通风的环境，减少和避免中暑发生的危险因素，保证充分的休息时间，避免脱水的发生，从而减少热射病的发生率及病死率。

37 横纹肌溶解综合征！突击过量的运动，男子被送医抢救！

趁着天气还算凉爽，不去跑马拉松，至少也要安排撸铁、动感单车，或者远足、登山。如果在酣畅淋漓的运动之后，再来啤酒、烧烤、小龙虾，那更是止不住的痛快。但最近过去的1个月，浙江大学医学院附属第一医院的急诊科接诊了数十例"横纹肌溶解"的患者。

跑了1500米，27岁男子出事了

27岁的阿瓜在杭州经营着好几家网店，直播卖货经营得如火如荼。

生意渐渐做大，阿瓜自己动手理货、运货就少了很多。为了有更好的营业额，直播结束后的深夜，他免不了带各位主播吃夜宵等。不到1年的时间，1.73米的他由原来的140斤猛增到160斤，昼夜颠倒的生活让他像发面馒头一样有些浮肿。

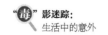
在读书时，阿瓜曾非常喜欢打篮球和爬山、跑步，忙着生意后，他有三四年再没运动过。其女友对阿瓜的日渐肥胖下了"最后通牒"——要想领证摆酒，他至少要瘦下 15 斤，这样穿西装礼服才好看。做事追求极致、执行力超强的阿瓜决定在每晚 8 点直播开始之前，先在楼下钱塘江边锻炼 1 个小时。

当日是他开始锻炼的第一天，在跑完 1500 米后情况就有点不对劲了。他的双腿开始僵硬、疼痛，还伴有头晕、乏力、恶心，强忍着不适盯完当晚的直播。凌晨，阿瓜发现自己的尿开始"滴滴答"了，不仅尿量少，甚至还有点尿不出来。

担心影响生意，浑身肌肉酸痛、腰痛不止，2 天总共只尿出大约 400mL 的阿瓜硬是熬过了周末，在出现可乐色小便后才到浙江大学医学院附属第一医院急诊科就医。

"这又是一例运动过量而导致横纹肌溶解综合征的患者。"急诊科主任陆远强看着各项指标飘红的报告单，告诉阿瓜，病情拖延的时间较长，情况并不乐观，他的肾功能已经严重受损。在予以补液、利尿、护肾等对症治疗的同时，肾脏病中心专家同时会诊——他需要立即入院接受血液透析，挽救急性肾功能衰竭。

目前，阿瓜的各项指标还未恢复正常，仍在接受持续的血透治疗。

专家建议：1 个月接诊多例，这些问题要注意

肌肉还会溶解？这么可怕！

陆远强主任介绍，横纹肌溶解综合征不是一个疾病，而是一类具有相似表现的临床综合征，典型的"三联征"，

即肌痛、肌无力、浓茶色尿（可乐尿）。符合"三联征"、血清肌酸激酶增高超过参考范围上限的5倍或>1000U/L，即可确诊。

横纹肌溶解怎么会这么严重？

人体肌肉主要分骨骼肌、心肌及平滑肌三类，前两种统称为横纹肌。当这些肌肉细胞受到损伤，像水泡一样破了，里面的大量物质（肌红蛋白、肌酸激酶、乳酸脱氢酶等各种小分子物质）被释放到血液中，就会引起人体肌肉疼痛、无力。同时，渗漏至血液中大量的肌红蛋白会堵塞人体的"滤过器"——肾脏组织，可造成急性肾功能损伤，严重者可继发急性肾衰、肝衰竭、弥漫性血管内凝血、高钾血症，甚至心搏骤停。

造成横纹肌溶解综合征的诱因较多：过度运动、挤压伤、高温中暑、某些药物或毒物、自身免疫病或缺血、代谢紊乱疾病、感染、遗传因素等。其中，运动性横纹肌溶解综合征患病人群以青壮年为主，多见于平常缺乏体育锻炼，身体素质较弱，或在身体不适的情况下进行短时间高强度的剧烈运动者。

不过，急性横纹肌溶解综合征的患者多见，但像阿瓜这么严重的却不多见。仔细追问病史，他跑步过后的第二天因为疼痛，吃了两次解热镇痛药。对于如此严重的急性肾衰竭，过量运动和解热镇痛药都脱不了干系。

天气越来越热，这种疾病最近高发

最近，浙大一院几大院区的门急诊接连接诊了多位横纹肌

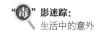
溶解综合征的患者。有的是由跑步、蹬动感单车等剧烈运动引起的，也有服用他汀类降脂药、减肥药引发的，甚至还有喝酒、大量吃小龙虾过敏先到附近医院抢救再来浙大一院复诊的，好在经过及时治疗，大部分已康复出院。

眼瞅着天气越来越热，陆远强主任特别呼吁——**高温中暑、突击过量的运动及食物过敏**都有可能引起横纹肌溶解。大家在日常生活中的运动量要循序渐进，避免长时间进行高强度运动，而且要少量多次，充分饮水。使用某些可能引起横纹肌溶解的药物时谨遵医嘱。再爱喝啤酒、吃小龙虾，也要适量。

"该病的关键在于早发现、早诊断、早治疗，积极去除诱因。"陆远强主任强调，当**出现乏力、肌肉酸痛、尿色改变、尿量减少**等症状，怀疑自己存在横纹肌溶解综合征时，就应该及时至医院就诊，同时停止之前提到的**诱因刺激**，如停止剧烈运动，中暑的人应该及时降温散热，服用他汀类药物的话应及时停用等。

小 知 识

横纹肌溶解综合征是指一系列影响横纹肌细胞膜、膜通道及其能量供应的多种遗传性或获得性疾病导致的横纹肌损伤，细胞膜完整性改变，细胞内容物（如肌红蛋白、肌酸激酶、小分子物质等）漏出，多伴有急性肾功能衰竭及代谢紊乱。横纹肌的病因十分复杂，国外有研究指出获得性病因就有 190 余种，遗传性相关的病因 40 余种。常见的原因有过量运动，肌肉挤压伤，缺血，代谢紊乱（低钾血症、甲状腺功能减退、糖尿病酮症酸中毒），极端体温（高热、低热），药物，毒物，自身免疫，感染等。常见的遗传相关因素有肌酸磷酸化酶缺陷、肉毒碱软酰基转移酶Ⅱ缺乏等。在病理生理学机制上主要有缺血损伤和ATP耗竭、肌浆网钙调节受损、低钾、组织氧化应激。其中，肌红蛋白对于肾脏的直接损伤是导致急性肾衰竭的最直接的原因。

横纹肌溶解发生后可见肌肉的疼痛、压痛、肿胀及无力等肌肉受累的情况，亦可有发热、全身乏力、白细胞和（或）中性粒细胞比例升高等炎症反应的表现，尿外观可呈茶色或红葡萄酒色。因本病大约30%会出现急性肾衰竭，当急性肾衰竭的病情较重时，可见少尿、无尿及其他氮质血症的表现。

为预防横纹肌溶解，遭遇外伤压迫时，尽快送医；尽量避免长时间进行高强度运动；使用可能引起横纹肌溶解综合征的**药物**（如他汀类降脂药、减肥药等）期间，遵医嘱定期监测生化指标等，对该病的预防有一定的意义。